Kristina Krohn
Heike Spiekermann

HOBS

Handlungsorientierte Beratung
für Schmerzpatienten

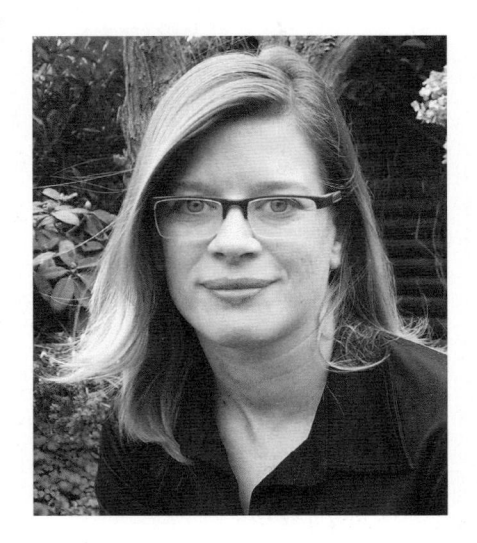

Kristina Krohn (geb. Dahmen) wurde 1974 geboren und ist in Wesel, am Niederrhein aufgewachsen. Sie machte 1997 ihre Gesellenprüfung als Tischlerin in Trier und 2000 das Ergotherapieexamen in Hamburg. Sie arbeitete von 2000-2003 schwerpunktmäßig mit Klienten aus dem neurologisch-orthopädischen Bereich in einer Praxis für Ergotherapie bei Dortmund. 2002/2003 absolvierte sie berufsbegleitend ihr Bachelor-Studium in Heerlen/Niederlande. Seit März 2004 ist sie Dozentin an der mfn-Berufsfachschule für Ergotherapie in Hamburg mit den Unterrichtsfächern: motorisch-funktionelle, neurophysiologische Behandlungsverfahren und ergotherapeutische Medien und betreut Schüler/innen im Praktikum. Neben ihrer lehrenden Tätigkeit arbeitet sie als Therapeutin für eine ergotherapeutische Praxis.

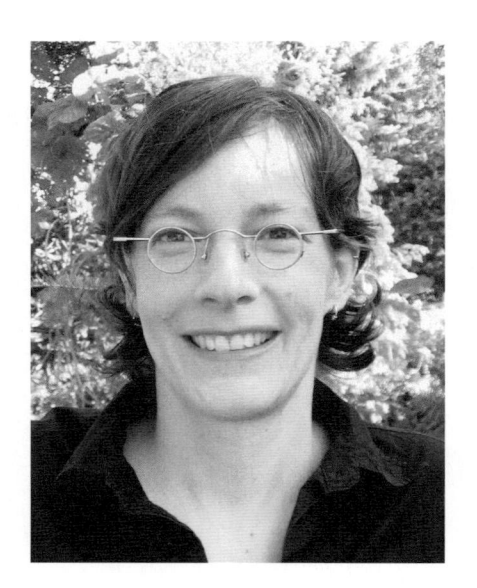

Heike Spiekermann wurde 1975 geboren und ist in Bad Westernkotten, in NRW, aufgewachsen.
Nach dem Abitur und einem freiwilligen sozialen Jahr, begann sie 1996 ihre Ausbildung zur Ergotherapeutin an der Wannsee-Schule in Berlin und machte 1999 ihr Examen.
Sie arbeitete fast 3 Jahre im Unfallkrankenhaus Berlin/Marzahn in den Bereichen Orthopädie, Unfallchirurgie, Brandverletzte und Handchirurgie. 2002/2003 absolvierte sie das Bachelor-Studium an der Hogeschool Zuyd in Heerlen/Niederlande. Seit Herbst 2003 arbeitet sie in einer Praxis für Handtherapie in Berlin.

Kontakt: www.schmerzberatung-online.com
k.krohn@schmerzberatung-online.com
h.spiekermann@schmerzberatung-online.com

Kristina Krohn
Heike Spiekermann

HOBS

Handlungsorientierte Beratung
für Schmerzpatienten

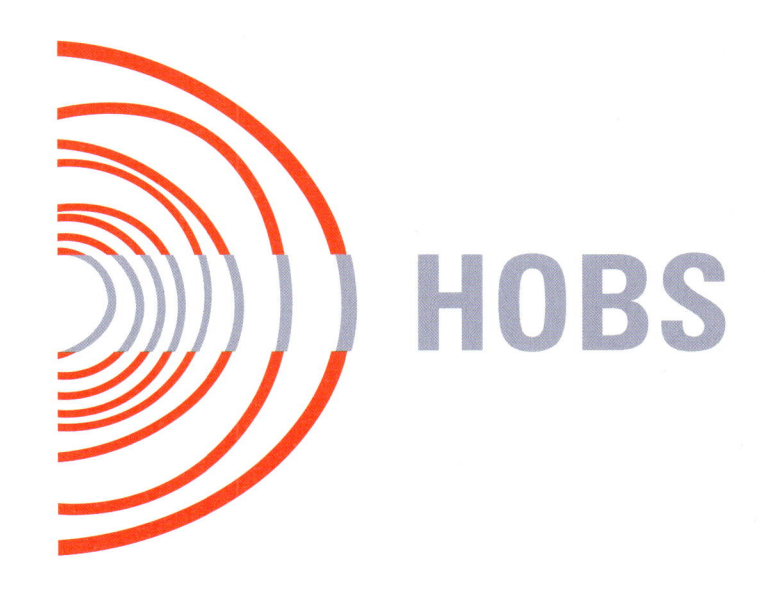

verlag modernes lernen - Dortmund

Illustrationen

Tobias Dahmen, Düsseldorf 2008
www.tobidahmen.de

Logo

Johanna Quandt, Düsseldorf 2008
E-mail: design@johanna-quandt.de

Anmerkung der Designerin zum HOBS-Logo:

Kreisförmiges, wellenförmiges Ausbreiten von Schmerzen um einen Mittelpunkt.

HOBS bewegt sich dynamisch aus dem statischen Logo heraus und bricht die verhärteten Schmerzstrukturen, den „Teufelskreis Schmerz" auf.

Sich einen Ruck geben und aufraffen, etwas in Bewegung setzen.

Unser Buchprogramm im Internet
www.verlag-modernes-lernen.de

© 2008 by SolArgent Media AG, Basel

Veröffentlicht in der Edition:
verlag modernes lernen • Schleefstraße 14 • D-44287 Dortmund

Gesamtherstellung: Löer Druck GmbH, Dortmund

Bestell-Nr. 1076   ISBN 978-3-8080-0636-8

Urheberrecht beachten!
Alle Rechte der Wiedergabe dieses Fachbuches zur beruflichen Weiterbildung, auch auszugsweise und in jeder Form, liegen beim Verlag. Mit der Zahlung des Kaufpreises verpflichtet sich der Eigentümer des Werkes, unter Ausschluss der § 52a und § 53 UrhG., keine Vervielfältigungen, Fotokopien, Übersetzungen, Mikroverfilmungen und keine elektronische, optische Speicherung und Verarbeitung (z.B. Intranet), auch für den privaten Gebrauch oder Zwecke der Unterrichtsgestaltung, ohne schriftliche Genehmigung durch den Verlag anzufertigen. Er hat auch dafür Sorge zu tragen, dass dies nicht durch Dritte geschieht. Der gewerbliche Handel mit gebrauchten Büchern ist verboten.

Zuwiderhandlungen werden strafrechtlich verfolgt und berechtigen den Verlag zu Schadenersatzforderungen. (Die Kopiervorlagen auf den Seiten 39 - 96 stehen dem Käufer dieses Buches für den *nichtgewerblichen* Gebrauch zur Verfügung.)

Inhalt

Die Grundlagen

1. Einführung 8

2. Anleitung zur Durchführung 10
   - Indikation zur Beratung 10
   - Voraussetzung für das Arbeiten mit HOBS 10
   - Dauer und Zeitpunkt der Beratung 10
   - Durchführung der Beratung 11
   - Grenzen der Beratung 13
   - Die Anwendung von HOBS innerhalb des Schmerzmanagement 14
   und im klinischen Bereich
   - Die Anwendung von HOBS in einer ambulanten Praxis für Ergotherapie .. 14

3. Beratungsvorbereitung 15
   - Auswertung des HOBS-Fragebogens 15
   - Beratungsinhalte für den Ergotherapeuten 16
   (analog zu den HOBS-Beratungskarten)
     - Entstehung von chronischen Schmerzen 17
     - Medizinisch-therapeutische Hilfe 21
     - Eigenverantwortung 22
     - Schmerzmittel 22
     - Familie und Freunde 23
     - Hilfe aus dem privaten Umfeld 23
     - Sich selbst kennen lernen 24
     - Belastungsgrenzen erhöhen 24
     - Aktiv trotz Schmerz 29
     - Lebensfreude wieder finden 29
     - Rückzugsverhalten vermeiden 30
     - Psychische Belastung 30
     - Kontakt zu anderen Betroffenen 31
     - Ernährung 32
     - Gelenkschutz 32

4. Perspektive 33

5. Literaturempfehlungen und Internetadressen für Patienten 33

6. Quellenverzeichnis 34

Das Beratungsmaterial 36

Druckanleitung.. 36

7. HOBS – Überblick.. 37

8. HOBS-Fragebogen 39

9. Auswertungshilfe zum HOBS-Fragebogen.. 49

10. HOBS-Beratungskarten.. 59
    (analog zu den Beratungsinhalten für den Ergotherapeuten)

11. HOBS-Dokumentationsbogen 90

12. HOBS-Schaubilder:
    „Das Schmerzsystem" 92
    „Das normale Schmerz-Warnsystem".. 93
    „Das überempfindliche Schmerz-Warnsystem" 94

13. HOBS-Flyer 95

Zugunsten der besseren Lesbarkeit verwenden wir in diesem Buch für alle Wörter, die Personen bezeichnen nicht die Doppelbenennung (z. B. Therapeutin oder Therapeut), sondern die männliche Form. Lediglich in dem Beratungsmaterial, das den Klienten ausgehändigt wird, benutzen wir beide Formen.

Weiterhin verwenden wir zum Teil die Bezeichnung Klient an Stelle von Patient, was wir zur Stärkung der Eigenverantwortung unserer Klienten für sinnvoll erachten. Um unsere Zielgruppe, die im Rahmen einer medizinischen Behandlung zu unserer Schmerzberatung kommt, anzusprechen, verwenden wir jedoch im Titel unseres Programms das Wort Patient.

„Physical pain has no voice,
but when it at last finds a voice,
it begins to tell a story…"

Williamson, Buchanau, Quintner, Cohen IASP 2005

1. Einführung

Schmerz ist ein Thema, das uns in unserem täglichen Leben und besonders in der ergotherapeutischen Berufspraxis häufig begegnet. Aufgrund seiner verschiedenen Komponenten und vielseitigen Auswirkungen auf das Leben der Klienten empfinden wir ihn als besonders schwer zu begreifen und zu behandeln. In unserem beruflichen Alltag sehen wir vor allem den chronischen Schmerz als problematisch an. Im Gegensatz zu akutem Schmerz, dem eine eindeutige körperliche Ursache zu Grunde liegt, erscheint uns der chronische Schmerz als besonders schwierig fassbar. Vor allem, wenn er andauert, obwohl die eigentliche Ursache für den Schmerz nicht mehr vorhanden zu sein scheint.
Wir erleben die betroffenen Klienten als stark emotional belastet und in vielfältigen Handlungen ihres täglichen Lebens eingeschränkt. Die Diskrepanz zwischen Befund und Befindlichkeit führt bei ihnen häufig zu Unzufriedenheit und geringer Motivation. Ihre Gedanken sind stark durch den Schmerz bestimmt. Meist äußern sie den dringenden Wunsch, von ihm befreit zu werden.
Wir als Therapeuten fühlen uns in dieser Situation häufig machtlos und haben dabei oft das Problem, dass uns der Schmerz bei der Arbeit an den vom Klienten formulierten Therapiezielen im Wege steht.

Diese Problematik hat uns dazu bewegt unsere Bachelorarbeit (Dahmen, Spiekermann, 2003) diesem Thema zu widmen.
Die dazugehörige Literaturrecherche und nachfolgende Studie mit der Fragestellung:„Wie wird chronischer Schmerz derzeit von deutschen Ergotherapeuten befundet und behandelt?" ergab keine für uns brauchbare Leitlinie für die Verbesserung unserer praktischen Arbeit. Zudem konnten wir bei den Teilnehmern der Studie den Wunsch nach ergotherapeutischen Behandlungskonzepten für Schmerzklienten erkennen, was uns motivierte, ein Instrument für die ergotherapeutische Praxis zu entwickeln.

Den geeigneten Behandlungsansatz sehen wir in der Aufklärung und Beratung der Klienten, weshalb wir 2004 einen Beratungsbogen entwickelten.
Die erste Version stellten wir auf dem 50. Ergotherapie-Kongress des DVE im Mai 2005 in Köln vor.
Nach positiver Rückmeldung erklärten sich vier Ergotherapeuten bereit, den Bogen an insgesamt fünfzehn Klienten zu testen. Im Frühjahr 2006 haben wir die teilnehmenden Ergotherapeuten mit Hilfe eines Telefoninterviews zu ihren Erfahrungen befragt und den Bogen daraufhin verändert.
Aus dem Bogen wurde eine Beratungskartei, die von Mai bis September 2006 nochmals von fünf Ergotherapeuten in der Praxis an insgesamt 23 Klienten getestet und anhand eines Fragebogens ausgewertet wurde.

Schließlich rundeten wir unser Konzept durch die Entwicklung eines Fragebogens zur Schmerzanamnese und weiterem Informationsmaterial für Klienten und Therapeuten zu einem Beratungsprogramm mit dem Namen „**HOBS**" ab. 2007 wurde die **H**andlungs**o**rientierte **B**eratung für **S**chmerzpatienten noch mal von uns überarbeitet, um sie zur Veröffentlichung zu bringen. Auf dem 8. Europäischen Ergotherapie Kongress in Hamburg stellten wir das fertige Programm zum ersten Mal im Fachkreis vor und boten einen Workshop zur Anwendung an.

Ziel von HOBS ist es, die komplexe und stets individuelle Problematik der Klienten zu erkennen. HOBS soll als Leitfaden und Orientierungshilfe bei der strukturierten Beratung von Schmerzpatienten dienen und dabei helfen, Handlungsziele gemeinsam mit dem Klienten zu identifizieren und festzulegen. Durch die Anwendung von HOBS soll ein vom Schmerz unabhängiges Verhalten gefördert werden.
HOBS ist für Schüler und Berufsanfänger ebenso geeignet wie für erfahrene Ergotherapeuten.

2. Anleitung zur Durchführung von HOBS

Indikation zur Beratung

HOBS ist zunächst für alle Klienten der Ergotherapie, die akute oder chronische Schmerzen haben, geeignet. Ziel der Beratung ist es, den Klienten im Umgang mit seinen Schmerzen und beim Erreichen seiner Therapieziele zu unterstützen. Ebenso ist es möglich, die Beratung präventiv zur Vermeidung einer möglichen Chronifizierung von akuten Schmerzen durchzuführen. Leidet der Klient im Rahmen seiner Erkrankung unter Schmerzen, bittet ihn der Therapeut den ▶ HOBS-Fragebogen auszufüllen. Aufgrund der Ergebnisse wird der Therapeut entscheiden, ob und in welchem Ausmaß eine Schmerzberatung sinnvoll ist und dies mit dem Klienten besprechen. Der Ergotherapeut setzt je nach Klient mit seiner Diagnose und Krankheitsverarbeitung inhaltlich individuelle Schwerpunkte. Es werden also nur die Beratungspunkte besprochen, die für den jeweiligen Klienten relevant sind.

Voraussetzung für das Arbeiten mit HOBS

Der Ergotherapeut sollte sich vor der Beratung von Schmerzklienten mit der Schmerzphysiologie, der Schmerzchronifizierung und dem „bio-psycho-sozialen Modell" des chronischen Schmerzes beschäftigt haben. Einen Überblick bieten hier die ▶ Beratungsinhalte für den Ergotherapeuten und die graphische Darstellung ▶ „Das Schmerzsystem" in Kapitel 3.
Wir empfehlen zur Vertiefung weiterführende Literatur (siehe ▶ Literaturempfehlungen für Patienten, Kapitel 5 und ▶ Quellenverzeichnis, Kapitel 6).
Wünschenswert sind außerdem Erfahrungen in Gesprächsführung und Beratung.

Dauer und Zeitpunkt der Beratung

Die Dauer der Schmerzberatung ist sehr individuell und vom Klienten mit seiner medizinischen Anamnese, Compliance, Awareness und seinen kognitiven Voraussetzungen abhängig. Sie kann isoliert von anderen Behandlungsinhalten oder in Kombination damit angewendet werden. Die Schmerzanamnese ist Teil der Befunderhebung. Die eigentliche Beratung sollte erst nach einer kurzen Kennenlernphase durchgeführt werden. Wichtig ist, dass sich Klient und Ergotherapeut schon etwas vertraut sind, damit der Klient sich auch bei sehr persönlichen Thematiken dem Therapeuten öffnen kann und ein offenes Ohr für die Beratungsinhalte hat.

▶ inhaltliche Verweise

Durchführung der Beratung

HOBS – Überblick

- **Schmerzanamnese** (HOBS-Fragebogen)
- **Inhalte des Beratungsgespräches:**
  (HOBS-Beratungskarten und -schaubilder)
    - Zufriedenheit messen
    - persönliche Schmerzursache und ggf. Chronifizierungsfaktoren
    - Bedeutung von Schmerzen und deren Auswirkungen auf die Aktivitäten des täglichen Lebens (Das Schmerzsystem)
    - Beeinflussbarkeit von Schmerzen
    - Entwicklung von Lösungsstrategien
- **Zielvereinbarung**
  Dokumentation auf den HOBS-Beratungskarten
  und dem HOBS-Dokumentationsbogen
- **Umsetzung im Alltag**
- **Ergebnisse auswerten** (Zufriedenheitswert überprüfen)
- **Perspektivengespräch**

Vor der Beratung sollte die medizinische und soziale Anamnese abgeschlossen sein.

Zunächst füllt der Klient den ▶ HOBS-Fragebogen aus und gibt ihn zurück an den Ergotherapeuten. Anhand der Auswertung des Bogens (siehe Kapitel 3 Beratungsvorbereitung – Auswertung des HOBS-Fragebogens) identifiziert der Therapeut Beratungsinhalte, die für den Klienten relevant sind und bereitet sich so auf das Beratungsgespräch vor. Es kann auch sein, dass sich bei der Auswertung herausstellt, dass der Klient bereits sehr gut beraten wurde (z. B. durch einen Aufenthalt in einer Schmerzklinik) oder insgesamt einen sehr guten Umgang mit seinen Schmerzen gefunden hat, was nach unserer Erfahrung nur sehr selten vorkommt. In dem Fall kann eventuell ein kurzes Gespräch zur Wiederholung oder Auffrischung ausreichen, um sich anschließend wieder auf andere Therapieinhalte zu konzentrieren.

Um den Erfolg der Beratung später überprüfen zu können, soll der Klient vor dem Beratungsgespräch angeben, wie zufrieden bzw. unzufrieden er bezüglich seiner Schmerzen im Hinblick auf seine Lebenssituation zurzeit ist. Ähnlich wie im COPM[1] nennt er einen Wert von 1 (= überhaupt nicht zufrieden) bis 10 (= sehr zufrieden). Dieser Wert wird auf

---

[1] COPM = Canadian Occupational Performance Measure – Wir halten das COPM für ein geeignetes Befundungsinstrument bei der ergotherapeutischen Behandlung von Schmerzpatienten. Die Einflüsse des Schmerzes auf die bedeutungsvollen Aktivitäten des Klienten werden deutlich (Carpenter, 2001). Das COPM lässt sich gut mit dem HOBS kombinieren.

dem ▶ HOBS-Dokumentationsbogen durch den Ergotherapeuten festgehalten. Er soll den Wert spätestens am Ende der Beratung noch einmal messen, um festzustellen, ob eine höhere Zufriedenheit erreicht wurde.

Die eigentliche Beratung ist als offenes Gespräch zwischen Klient und Therapeut zu verstehen. Der Ergotherapeut beginnt z.B. mit dem Thema „Entstehung von chronischen Schmerzen". Er informiert den Klienten mit Hilfe der Beratungskarte über das Thema. Die Illustration auf jeder Karte soll zur Verständlichkeit und zum leichteren Erinnern beitragen.
Die Graphik ▶ „Das Schmerzsystem" erleichtert zusätzlich die Erklärung der vielfältigen Faktoren der Chronifizierung. Darüber hinaus werden persönliche Ergänzungen und gemeinsam vereinbarte Handlungsziele bzw. Verhaltensänderungen schriftlich auf der betreffenden Beratungskarte durch den Klienten festgehalten.
Anhand der vorgegebenen Fragestellungen soll die individuelle Problematik erkannt werden.

Wenn ein Kapitän nicht weiß, welches Ufer er ansteuern soll, dann ist kein Wind der richtige. (Seneca)

Um die Therapie und die Beratung so effektiv wie möglich zu gestalten, ist es besonders wichtig, dass der Klient **erste kleine, erreichbare Ziele** zu dem betreffenden Inhalt für sich formuliert – z. B. „…täglich nach der Arbeit eine halbe Stunde hinlegen und Entspannungsmusik hören". Er selbst sollte sie mit seinen eigenen Worten auf der Beratungskarte festhalten. Der Therapeut versichert sich durch Nachfragen, dass er die Ziele richtig verstanden hat, um mit dem Klienten im weiteren Vorgehen „am selben Strang zu ziehen". Diese themenbezogenen Ziele sind als kleine Ziele auf dem Weg zu dem übergeordneten Therapieziel zu verstehen. Sofern es nicht schon vorher im Erstgespräch mit dem Klienten formuliert wurde, kann die Formulierung des **übergeordneten Therapieziels** mit Hilfe der Antworten auf die letzten Fragen unter 2.3 (S. 47) des ▶ HOBS-Fragebogens nachgeholt werden.

Nach Beendigung des ersten Beratungsthemas hakt der Therapeut diesen Punkt in seinem ▶ HOBS-Dokumentationsbogen (für die Akte) ab und notiert sich dort die entsprechenden Ziele des Klienten. Nach einem festgelegten Zeitpunkt (z. B. in der nächsten Behandlungseinheit) wird die Erreichung der aufgeschriebenen Ziele überprüft.

Der Klient nimmt die ausgefüllten ▶ HOBS-Beratungskarten mit nach Hause und kann sie ggf. auch mit seinen Angehörigen, Freunden und anderen Personen, die ihn bei der Erreichung seiner Ziele unterstützen können, besprechen.
Die Erklärungen auf der Rückseite der Karte helfen dabei, die Inhalte für Außenstehende transparenter und verständlicher zu machen. Weiterhin werden die Karten als Gedächtnisstütze und zum Nachlesen vom Klienten genutzt.

Die Beratung soll als Prozess verstanden werden. Um den Klienten nicht zu überfordern, kann die Beratung auf mehrere Behandlungseinheiten verteilt und nach und nach durch weitere Inhalte ergänzt werden. Der Ergotherapeut sollte in den nachfolgenden Behandlungseinheiten noch offene Fragen des Klienten klären. Darüber hinaus sollte er sich erkundigen, ob und wie sich Änderungen in den Alltag übertragen ließen und wie es dem Klienten damit ergangen ist.

Grenzen der Beratung

Bei Klienten mit starken kognitiven oder emotionalen Beeinträchtigungen, wie z.B. nach einem Schädel-Hirn-Trauma, bei akuten psychischen Störungen wie Neurosen und Psychosen kann **HOBS** nicht oder nur bedingt und dann in enger Zusammenarbeit mit anderen Fachdisziplinen eingesetzt werden.

Darüber hinaus ist **HOBS** nur begrenzt geeignet für Klienten, die einen sogenannten primären oder sekundären Krankheitsgewinn aus dem Schmerz ziehen. Die Beratung könnte auf diese Klienten wie ein Angriff auf ihre Persönlichkeit wirken, da sie ihnen ihre Lösungsstrategie wegnimmt. Eine enge Zusammenarbeit mit Psychologen wäre in diesen Fällen ratsam, um mögliche Folgen fachgerecht auffangen zu können.

Die Behandlung von chronischen Schmerzen bei Kindern ist gegenüber der Erwachsenentherapie abzugrenzen. Kinder drücken ihre Schmerzen anders aus, da ihnen nicht die gleichen sprachlichen Mittel wie einem Erwachsenen zur Verfügung stehen. Außerdem haben sie keinen Erfahrungshintergrund und deshalb Probleme, den Schmerz einzuordnen. Wichtig ist, dass die Schmerzbehandlung bei Kindern ein eigenes Thema ist und in HOBS nicht berücksichtigt wurde.

Ähnlich verhält es sich mit Schmerzen bei älteren Menschen. Sie haben andere Bedürfnisse und Perspektiven. Sie erleben Schmerzen anders und können sie oftmals nicht vergleichbar gut äußern, weshalb z. B. demente Klienten vergleichbar weniger Schmerzmittel bekommen als gleichaltrige Personen ohne kognitive Einschränkungen (IASP 2006). Ein erfahrener Ergotherapeut kann die HOBS-Beratungsinhalte aber in abgewandelter Form nutzen.

Achtung!

Die Beratung deckt evt. Probleme auf, die der Ergotherapeut auffangen können bzw. an andere Berufsgruppen abgeben sollte. Es kann passieren, dass er die Rolle eines „Anwaltes" für den Klienten übernimmt. Dies sollte er sich bewusst machen und entsprechend vorsichtig damit umgehen. Seinem Berufsbild entsprechende Grenzen sollten eingehalten werden. Z. B. kann er den Klienten bzgl. der Genehmigung einer Rehamaßnahme bei der Krankenkasse unterstützen, sollte sich aber nicht unbedingt als Vermittler bei Eheproblemen einbringen. Es ist wichtig, sich über die Zuständigkeiten im interdisziplinären Team auszutauschen.

Die Anwendung von HOBS innerhalb des Schmerzmanagements und im klinischen Bereich

In aktueller Literatur zu chronischen Schmerzen und Schmerztherapie ist immer häufiger der Begriff Schmerzmanagement zu finden, da bekannt ist, dass die Komplexität des Phänomens Schmerz eine ebenso umfassende Behandlung braucht. In einem interdisziplinären Team, das vernetzt miteinander arbeitet und die Behandlung des Klienten gemeinsam organisiert bzw. „managed", ist nach heutiger Ansicht eine Schmerztherapie sinnvoll und Erfolg versprechend. Neben dem Klienten selbst gehören Ärzte, Pflegekräfte, Psychologen und Therapeuten, sowie die Familie bzw. weitere nahe stehende Personen des Klienten zum Team (Higmann, 2005). Im klinischen Bereich, wo sich zumindest der Klient und das medizinische Personal auf engerem Raum miteinander befinden, lässt sich das Schmerzmanagement am einfachsten lösen. In diesem Fall lässt sich HOBS sehr gut in der Ergotherapie einsetzen und alle Ergebnisse können dem restlichen Team zugänglich gemacht werden. Es ist sogar möglich, dass auch andere Fachdisziplinen mit den Beratungsinhalten arbeiten oder einen Teil der Beratung übernehmen. Gibt es mehrere Klienten mit ähnlicher Problematik können die einzelnen Karteninhalte auch in Gruppensituationen besprochen werden. Die Effektivität ließe sich dadurch sogar steigern, da der Austausch der Klienten untereinander zu größerem Verständnis für das Thema beiträgt.

Die Anwendung von HOBS in einer ambulanten Praxis für Ergotherapie

Vergleichbar gute Voraussetzungen für die interdisziplinäre Arbeit, wie im klinischen Bereich, gibt es aufgrund der räumlichen Situation und fehlender fachübergreifender Teamsitzungen in einer Praxis für Ergotherapie meist nicht. Hier ist die Initiative des Ergotherapeuten gefragt, der sich telefonisch oder durch regelmäßige Treffen mit den anderen Berufsgruppen besprechen kann. Empfehlenswert sind interdisziplinäre Zirkel oder ähnliche Netzwerke, in denen man sich fachlich austauschen kann. HOBS kann diese Arbeit gut unterstützen, da dieses Programm auch für andere Personen leicht nachvollziehbar ist.

3. Beratungsvorbereitung

Die folgenden Punkte sind nähere Informationen zur Auswertung des ▶ HOBS-Fragebogens und zu den einzelnen ▶ HOBS-Beratungskarten. Die Beratungsinhalte für den Ergotherapeuten sollen einen kurzen Überblick über die verschiedenen Themen geben. Ziel ist es, den Berater vor und während der Gespräche inhaltlich zu unterstützen.

Auswertung des HOBS-Fragebogens

Teil 1 des ▶ HOBS-Fragebogens beschäftigt sich mit der Beschreibung der Schmerzen, das heißt mit der Intensität, Qualität und Häufigkeit des Schmerzes. Weiterhin werden, wie in anderen Schmerzanamnesebögen auch, beeinflussende Faktoren wie Medikamente, andere Therapien und das eigene Verhalten erfasst. Ebenfalls wird abgefragt, wie viele Ärzte der Klient aufgrund seiner Schmerzen bereits aufgesucht hat.

All diese Daten sind wichtig, damit der Ergotherapeut die Schmerzen seines Klienten einschätzen kann und dessen persönliche Vorgeschichte im Umgang mit den Schmerzen kennen lernt. Gibt der Klient z. B. an, dass er schon bei vier verschiedenen Ärzten war und dass die Schmerzmedikamente nicht wirksam sind, lässt sich die damit verbundene emotionale Belastung erahnen. Außerdem hat die Befragung den Vorteil, dass der Klient sich bewusst mit seinem Schmerz auseinandersetzt und festhalten muss, welches Verhalten oder welche Therapie ihm gut tut und welche nicht. So wird der Lernprozess bereits gefördert. Das Phänomen „Schmerz" ist von niemandem als dem Betroffenen selbst nachvollziehbar und objektiv nicht messbar. Daher wirkt sich die Erfassung von Schmerzintensität, -qualität und -häufigkeit positiv auf das Erleben des Klienten aus, da er seinen Schmerz (evt. zum ersten Mal) nach außen sichtbar machen kann.

Teil 2 des ▶ HOBS-Fragebogens befasst sich zunächst mit der Bedeutung von Schmerzen. Hier werden persönliche Überzeugungen zu Schmerzen, also die Art und Weise wie der Klient Schmerzen bewertet erfasst. Durch die Antworten kann der Ergotherapeut einschätzen, wie gut der Klient über Schmerzen, insbesondere über chronische Schmerzen informiert ist. Auch Vorbehalte gegenüber Schmerzmedikamenten oder Ängste vor Bewegungen bei Gelenkschmerzen werden sichtbar.
Weiterhin wird nach dem Umgang mit Schmerzen und deren Einfluss auf die Lebensgewohnheiten des Klienten gefragt. Die aus ergotherapeutischer Sicht entscheidende Frage nach den Einschränkungen von bedeutungsvollen Aktivitäten im Alltag schließt diesen Bereich ab.

In Teil 3 geht es um den Blick in die Zukunft und damit um die persönlichen Erwartungen und Ziele des Klienten.
Solange der Ergotherapeut sich in den Beratungsinhalten noch nicht frei und sicher bewegt, kann er sich die ▶ Auswertungshilfe zum HOBS-Fragebogen dazu legen. Hier wird der jeweiligen Frage ein entsprechendes Beratungsthema zugeordnet.
Auf genauere Hinweise zur Auswertung des ▶ HOBS-Fragebogens verzichten wir bewusst, und legen dies in die alleinige Verantwortung des behandelnden Ergotherapeuten, da nur er seinen Klienten persönlich kennt.

Beratungsinhalte für den Ergotherapeuten

Die Beratungsinhalte sind analog zu den Inhalten auf den HOBS-Beratungskarten verfasst.

Überblick der Beratungsthemen:

- **Entstehung von chronischen Schmerzen**
- **Medizinisch-therapeutische Hilfe**
- **Eigenverantwortung**
- **Schmerzmittel**
- **Familie und Freunde**
- **Hilfe aus dem privaten Umfeld**
- **Sich selbst kennen lernen**
- **Belastungsgrenzen erhöhen**
- **Aktiv trotz Schmerz**
- **Lebensfreude wieder finden**
- **Rückzugsverhalten vermeiden**
- **Psychische Belastung**
- **Kontakt zu anderen Betroffenen**
- **Ernährung**
- **Gelenkschutz**

Beratungsinhalt: Entstehung von chronischen Schmerzen

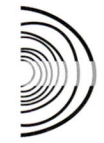

Akuter Schmerz ist normal und lebensnotwendig. Er wird meist durch eine Gewebsverletzung oder als Anzeichen einer drohenden Schädigung des Körpers hervorgerufen. Akuter Schmerz dauert nur eine gewisse Zeit an und hat eine Signal- und Schutzfunktion.

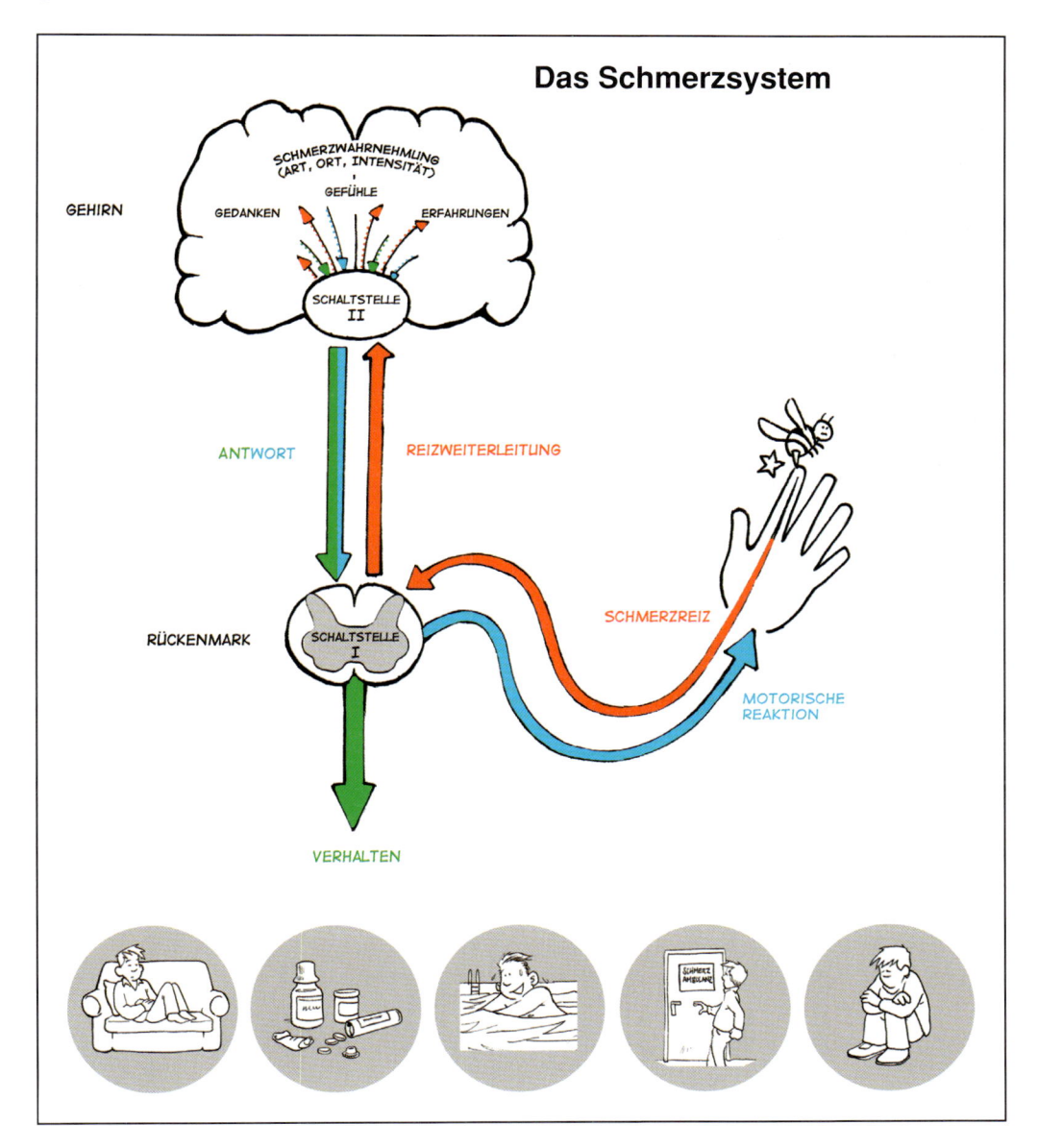

Das Schmerzsystem

GEHIRN — SCHMERZWAHRNEHMUNG (ART, ORT, INTENSITÄT), GEFÜHLE, GEDANKEN, ERFAHRUNGEN, SCHALTSTELLE II

ANTWORT — REIZWEITERLEITUNG

RÜCKENMARK — SCHALTSTELLE I

SCHMERZREIZ — MOTORISCHE REAKTION

VERHALTEN

In der graphischen Darstellung ▶ „Das Schmerzsystem" soll die Komplexität des Schmerzes verdeutlicht werden. Dieses Schaubild kann den Klienten gezeigt werden, um ihnen zu erklären, wie Schmerz entsteht.
Es wird verdeutlicht, dass der gesamte Mensch mit seinen physischen, kognitiven und emotionalen Anteilen davon betroffen ist und sich alle Faktoren gegenseitig beeinflussen.
Wird ein Schmerzreiz ausgelöst, gelangt dieser über das Rückenmark zum Gehirn (roter Pfeil) und löst dort mehrfache Reaktionen (blaue und grüne Pfeile) aus, die sich im individuellen Verhalten zeigen (grüner Pfeil). An dieser Stelle kann die Art und Weise, wie der Klient mit seinen Schmerzen umgeht thematisiert werden und ein Bogen zu einem weiteren Beratungsthema geschlagen werden.

Im folgenden Kasten haben wir die einzelnen Stationen der Schmerzwahrnehmung zusammengefasst.

Die Schmerzwahrnehmung

1. Peripheres Neuron

→ (Potentielle) Schädigung von Gewebe

→ Reizaufnahme durch Nozizeptoren (Schmerzrezeptoren)
- = befinden sich in Haut, Gelenkkapseln, Sehnen, Muskeln, Blut- und Lymphgefäßen, Hohlorganen
- = sind erregbar durch mechanische, thermische, chemische und elektrische Reize

2. Rückenmark

→ Weiterleitung der Schmerzreize zum Rückenmark
→ Nervenfasern enden nach Verästelungen im Hinterhorn
→ 1. Umschaltstelle (Beginn der zentralen Verarbeitung des Schmerzes)

  → Weiterleitung über
  - Projektionsneuronen / Interneuronen
    &
  - Vorderseitenstrangbahn (Reflexkreise)

3. Gehirn

→ Weiterleitung der Schmerzreize zum Gehirn, insbesondere zum:
- Thalamus (2. Umschaltstelle, Beteiligung von Formation reticularis, Mittelhirn, Limbisches System)
- somatosensorischer Kortex (gyrus postcentralis) = Art, Ort und Intensität des Schmerzes werden bewusst wahrgenommen

→ Antwort des ZNS (hemmende Impulse werden zurückgesendet, ebenso Befehle zu motorischen Reaktionen)

→ Einschätzung des Schmerzes durch den präfrontalen Kortex: Regulation von Gefühlen, Steuerung des Verhaltens unter Berücksichtigung von Erfahrungen

Der chronische Schmerz wird von der IASP definiert als der Schmerz, der über die erwartete, normale Heilungszeit hinausgeht (IASP, 1994). Im Sinne der Prävention und/oder eines verbesserten Umgangs mit Schmerzen ist es wichtig, dass Ergotherapeuten ihre Schmerzklienten über die Faktoren, die zur Entstehung von chronischen Schmerzen führen, informieren (Higman, 2007). Der Chronifizierungsprozess ist multifaktoriell und wird auf physischer Ebene auf den Ablauf von neurophysiologischen und molekularbiologischen Veränderungen auf Grundlage der Anpassungsfähigkeit des Nervensystems zurückgeführt. Eine sehr starke oder wiederholte Erregung des nozizeptiven Systems erweckt zusätzliche Schmerzrezeptoren, die normalerweise nicht aktiv sind. Weiterhin sinkt die Erregungsschwelle der Nozizeptoren dauerhaft und sie reagieren auch auf Reize, wie Berührungen, die normalerweise nicht schmerzauslösend sind (siehe auch ▶ „Das überempfindliche Schmerzwarnsystem"). Das Schmerzgedächtnis ist Ergebnis eines Lernprozesses des Nervensystems. Erfährt der Körper den Schmerzreiz zu lange und zu heftig, erkennt das Gehirn ihn als normal und dazugehörig an. Es findet eine Bahnung der weiterleitenden Nerven statt und das Areal zur Schmerzempfindung wird auf einem wachsenden Gebiet im Gehirn repräsentiert. Wie stark und wie schnell es zu diesen Veränderungen kommt, hängt von der individuellen Situation ab. Prof. Zieglgänsberger setzt sich schon seit vielen Jahren für eine verbesserte Schmerztherapie zur Prävention von chronischen Schmerzen ein. Nach seiner Empfehlung sollte man akute Schmerzen im subjektiven Empfindungs-Wert von ca. 4-5 auf einer „Visuellen Analog Skala" (VAS[2]) von 1-10 nicht aushalten müssen (Zieglgänsberger, 2007). Das Überschreiten dieser Größenordnung an erlebten Schmerzen von 4-5 auf dieser Skala macht eine Chronifizierung aus seiner Erfahrung heraus wahrscheinlicher.

Neben weiteren körperlichen Faktoren, spielen auch kognitive und affektive Komponenten, z. B. die Aufmerksamkeit, die dem Schmerz geschenkt wird, eine wichtige Rolle. Jeder Mensch reagiert anders auf Schmerzen und zeigt daraufhin unterschiedliche Verhaltensweisen. Wie bereits erwähnt, kann der Therapeut die verschiedenen Möglichkeiten anhand des Schaubildes ▶ „Das Schmerzsystem" zeigen. Durch die Ergebnisse des ▶ HOBS-Fragebogens wird z. B. abgeleitet, ob der Klient sich eher schont oder wie gewohnt seine Aktivitäten ausübt. Gemeinsam kann besprochen werden, wie sich dieses Verhalten auf die Schmerzen auswirkt.

---

2 VAS-Skala bedeutet visuelle oder verbale analoge Skala von 0 (kein Schmerz) bis 10 (maximal vorstellbarer Schmerz)

Die Leitlinie von Kendall, Linton und Main von 1997 zeigt die psychosozialen Faktoren zur Entstehung oder Verstärkung von chronischen Schmerzen nach dem sog. ABCDEFW-Schema (Gärtner 2003):

- A = Attitudes and beliefs about back pain (Ansichten und Überzeugungen über Rückenschmerzen)
- B = Behaviours (Verhalten)
- C = Compensational Issues (Kompensationsfragen und finanzielle Aspekte)
- D = Diagnosis and Treatment (Diagnose und Behandlung)
- E = Emotions (Gefühle)
- F = Family (Familie)
- W = Work (Arbeit)

Zur Einschätzung der Risikofaktoren empfehlen Kendall, Linton und Main die Anwendung des „Flag Konzeptes", welches in einigen Schmerzmanagementprogrammen wiederzufinden ist:

Red flags sind Kontraindikationen bzw. Warnzeichen für spezifische Erkrankungen: z. B.

- Z.B. Alter < 20 Jahre oder > 55 Jahre
- Karzinom oder HIV
- plötzlich auftretendes Fieber
- kürzlich stattgefundenes schweres Trauma
- unerklärlicher Gewichtsverlust
- Nachtschmerz
- Morgensteifigkeit über eine Stunde und Mitbefall von Gelenken
- Immunsuppression
  - Steroidtherapie
  - Drogenanamnese
- neurologische Symptomatik
  - Kontinenzstörung
  - Reithosenanästhesie
  - Paresen

> Yellow flags stehen für psychosoziale Risikofaktoren, wie z. B.
>
> - Arbeitsunfähigkeit länger als 4 Monate
> - niedriger Sozialstatus/Berufsqualifikation
> - geringe Arbeitszufriedenheit
> - vorausgegangene Bandscheibenoperation
> - psychische und soziale Schwierigkeiten
> - depressive Störungen
> - Vermeidungsverhalten oder übertriebene Durchhaltestrategien
> - belastende Kindheit, mangelhafte emotionale Beziehung
> - geringe Geborgenheit
> - Misshandlungen
> - sexueller Missbrauch
> - häufiger Streit im Elternhaus oder Scheidung

Die subjektiven oder objektiven Risikofaktoren aus der Arbeitswelt kann man zusätzlich noch als **blue** und **black flags** bezeichnen. In strukturierter Art und Weise werden während der Behandlung von Schmerzpatienten nach und nach die „flags" abgeklopft und ggf. zusätzlich in der Therapie berücksichtigt (Gärtner, 2003; Kendall, Linton & Main).

Wir haben die möglichen Chronifizierungsfaktoren in die jeweiligen Beratungsinhalte integriert, so dass Therapeuten und Klienten gleichermaßen von diesem Wissen profitieren können.
Zur Vertiefung des Themas verweisen wir an dieser Stelle auf medizinische Fachliteratur oder unsere Bachelorarbeit „Chronischer Schmerz – Eine Betrachtung aus ergotherapeutischer Sicht" (Dahmen und Spiekermann, 2003). Eine sehr gute Unterstützung für Therapeut und Klient gleichermaßen bietet hier das Buch: „Schmerzen verstehen" von Butler und Moseley.

Beratungsinhalt: Medizinisch-therapeutische Hilfe

Viele Klienten mit chronischen Schmerzen sind ständig auf der Suche nach Ärzten, die ihnen helfen sollen, sich von dem Schmerz zu befreien oder die Ursache dafür zu finden. Immer wieder werden die hohen Erwartungen, die sie in den neuen Experten setzen, nicht erfüllt. Viele Klienten geben einerseits die gesamte Verantwortung an das medizinische Fachpersonal ab, vermissen jedoch andererseits eine gewisse Klientenzentriertheit und fühlen sich dadurch oft nicht ernst genommen. Spezielle Fachärzte für Schmerztherapie und das multiprofessionelle Team in Schmerzkliniken bzw. -ambulanzen können diesem Krankheitsbild professionell begegnen.

Schmerzmedikamente bringen häufig nicht den gewünschten Erfolg, sodass sie meistens schnell wieder abgesetzt werden. Dabei ist die medikamentöse Schmerztherapie gerade zu Beginn sehr wichtig und sollte gemeinsam und in regelmäßiger Absprache zwischen Arzt und Klient durchgeführt werden (siehe Medikamente). Hierbei ist es wichtig, dass der Klient seine Bedürfnisse verbalisiert, selber Forderungen stellt und Rückmeldung gibt, ob und wie die jeweilige Medikation oder Therapie hilfreich ist.

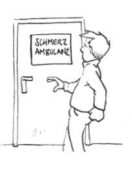

Die Kommunikation zwischen Ärzten und Therapeuten findet in vielen Fällen nur unzureichend statt. Viele Informationen werden lediglich durch den Klienten weitergeben. Es wäre jedoch wichtig, dass Arzt und Therapeut eine gemeinsame Strategie verfolgen und ein kontinuierlicher Austausch stattfindet.

Beratungsinhalt: Eigenverantwortung

Viele Klienten empfinden sich als hilflos und fühlen sich ihrer Situation ausgeliefert. Sie haben das Gefühl, selber nichts gegen ihre Krankheit tun zu können und begeben sich mehr oder weniger hoffnungsvoll in die Hände von Ärzten und Therapeuten. Dadurch bringen sie eine passive Haltung mit in die Therapie. In unserem Fall erwarten die Klienten z.B., dass wir Ergotherapeuten etwas gegen die Schmerzen tun. Dies ist jedoch nicht das Ziel der Therapie. Es ist wichtig, dem Klienten zu vermitteln, dass er selber die Verantwortung für sich und sein Leben übernehmen kann. Dabei schaut der Ergotherapeut, welche Ressourcen der Klient mitbringt, die er jedoch häufig an sich selbst nicht wahrnimmt und daher auch nicht nutzt.

Der Klient sollte zu Aktivitäten motiviert werden, um sich nicht länger vom Schmerz beherrschen zu lassen.

> „Allein die Erfahrung, dass der Schmerz bis zu einem bestimmten Maß kontrolliert werden kann, macht die Schmerzproblematik für viele Patienten erträglicher." (Higmann, 2005)

Ein eigenverantwortlicher Umgang bedeutet weiterhin, dass der Klient anhand von Alltagssituationen herausfindet, was ihm gut tut und welche Umstände er eher vermeiden sollte, um den Schmerz nicht erneut oder verstärkt auszulösen. Hier lernt der Klient Rücksicht auf die Signale des Körpers zu nehmen, was sich vor allem bei Klienten empfiehlt, die sich tendenziell eher überfordern. Zu einem anderen Zeitpunkt, wenn sich der Schmerz verselbständigt hat, also unabhängig von Belastung auftritt, oder bei Klienten, die sich aus Angst eher zu viel schonen, können die Beratungspunkte ▶ „Aktiv trotz Schmerz" und ▶ „Belastungsgrenzen erhöhen" erarbeitet werden.

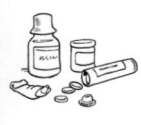

Beratungsinhalt: Schmerzmittel

Es gibt viele Klienten, die die Einnahme von Schmerzmedikamenten scheuen. Sie haben Angst, eine Abhängigkeit zu entwickeln oder befürchten, dass sie dadurch die Kontrolle über den Stand ihrer Erkrankung verlieren. Oftmals verlangen es sich die Betroffenen selbst ab, den Schmerz zu ertragen und äußern dies durch Sätze wie: „Es geht schon. Ich kann es aushalten." Gut gemeint, aber nicht immer richtig. Ein wesentlicher Auslöser für die Entwicklung von chronischen Schmerzen ist ein starker oder länger andauernder akuter Schmerz. Leider kann man nicht bestimmt sagen, wann ein akuter zu chronischem Schmerz wird, da dies individuell sehr verschieden und von vielen anderen Faktoren abhängig ist. Wichtig ist, dass sich der Klient der Chronifizierungsgefahr bewusst ist und so in den Schmerzmedikamenten neben dem Gefühl der Schmerzfreiheit einen weiteren positiven Aspekt erkennen kann. Durch die Unterdrückung des akuten Schmerzes wird ein Teufelskreis unterbrochen. Das Wichtigste ist, dass der Klient die für ihn bedeutungsvollen Aktivitäten wieder ausführen kann. Weiterhin sind die Selbstheilungskräfte eines schmerzfreien Körpers aktiver und: wo kein Schmerz ist, kann sich auch kein Schmerzgedächtnis bilden. Nach heutigem Kenntnisstand wird für Schmerzklienten eine antizipatorische (vorbeugende) Einnahme von

Analgetika empfohlen. Dadurch wird gewährleistet, dass das Medikament einen konstanten Spiegel im Blut behält. Bei einer reinen Bedarfsmedikation hat der Klient einen ständig wechselnden Spiegel im Blut, was weder dem Körper noch der Psyche langfristig hilft. Der Klient hat starke Schmerzen, bis er sich entschließt ein Medikament zu nehmen und erfährt kurze Zeit später die Erlösung, ein positives Gefühl durch Schmerzfreiheit bis hin zu Euphorie. In diesem Fall besteht die Gefahr einer Abhängigkeit, da die Einnahme der Schmerzmittel und das bessere Befinden kognitiv verknüpft werden. Als besonders wirksam hat sich die vorbeugende, lokale Betäubung von Nerven vor einer Operation herausgestellt. Studien belegen, dass damit z. B. die Gefahr Phantomschmerzen nach einer Amputation zu entwickeln, wesentlich geringer ist (Larbig, 1998).

Wichtig ist, dass der Klient auch weiß, dass durch die Einnahme von Analgetika die Warnfunktion des Schmerzes wegfällt und dadurch die Gefahr besteht, dass er sich überlastet, was zu weiterer Gewebsschädigung führen kann. Der Klient sollte umfassend über sein Krankheitsbild aufgeklärt sein und wissen, wie er sich verhalten darf. Um Komplikationen vorzubeugen, ist eine Absprache mit dem behandelnden Arzt, auch bei rezeptfreien Analgetika, spätestens nach einer Woche der Einnahme notwendig. Der Ergotherapeut sollte sich nach Möglichkeit mit dem verordnenden Arzt austauschen und kann über die grundsätzliche Versorgung hinaus absprechen, ob eine höhere Dosierung für den Zeitraum der Therapie, z. B. bei mobilisierenden Maßnahmen, sinnvoll ist.

Beratungsinhalt: Familie und Freunde

Das Verhalten von Angehörigen hat auch einen Einfluss auf das Schmerzerleben des Betroffenen.

Klienten, deren Partner negativ oder ignorierend auf das jeweilige Schmerzverhalten reagierten, zeigten ein höheres Aktivitätsniveau im Alltag. Klienten mit überbehütenden Partnern berichteten über ein höheres Schmerzniveau und stärkere Einschränkungen im Alltag (Flor, H., et al, 1987). Den Angehörigen und auch dem Klienten selbst sollten diese Faktoren bewusst gemacht werden.

Die Angehörigen sind jedoch häufig überfordert mit der Situation des Schmerzkranken. In vielen Familien schwanken die Gefühle dem Erkrankten gegenüber zwischen Mitleid, Hilflosigkeit und Ablehnung. Dadurch wird der Umgang miteinander belastet.

Patienten und deren Angehörige sollten dazu aufgefordert werden, sich über ihre jeweilige Gefühlslage auszutauschen und sich gegenseitig Freiräume zu lassen. Dem Klienten sollte bewusst gemacht werden, dass nicht nur er sich in einer schwierigen Situation befindet, sondern auch seine Familie mitleidet und eventuell Hilfe benötigt.

Beratungsinhalt: Hilfe aus dem privaten Umfeld

Der Schmerzkranke muss lernen, mit einer Vielfalt von Änderungen in seinem Leben zurecht zu kommen. Oft nimmt die Fähigkeit, gewohnte Tätigkeiten im Haushalt oder am Arbeitsplatz auszuführen, ab. Fremde Hilfe muss in Anspruch genommen werden. Dies ist jedoch vielen Erkrankten unangenehm. Häufig überfordern sich die Betroffenen damit, allem und jedem gerecht zu werden und den gestellten Ansprüchen zu genügen.

Andererseits gibt es das Problem, dass die Schmerzen des Betroffenen verstärkt werden können, wenn man ihnen unangenehme Tätigkeiten abnimmt. Positive Zuwendung und Unterstützung, als Reaktion auf ein gezeigtes Schmerzverhalten, kann also paradoxerweise das wiederholte Auftreten derselben Verhaltensweise auch in Zukunft unterstützen (siehe ▶ „Familie und Freunde").

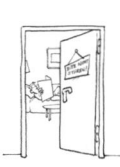

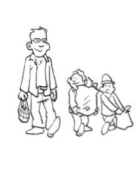

Es ist wichtig, den sozialen Kontext, in dem ein Schmerzkranker lebt, zu analysieren und Aspekte des Schmerzverhaltens und der Anpassung zu verstehen. Erst dann kann eine erfolgreiche Beratung über die Annahme von Hilfe durchgeführt werden.

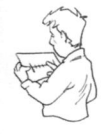

Beratungsinhalt: Sich selbst kennen lernen

Der Schmerzkranke fühlt sich oft von seiner Umwelt nicht verstanden. Ihm selbst fällt es schwer, das Phänomen des anhaltenden Schmerzes zu begreifen. Um diese Hilflosigkeit zu bekämpfen, sollte der Klient folgende Entwicklung erfahren: Verstanden werden, selber verstehen und akzeptieren lernen. Durch den Schmerzbefund mit dem Einsatz der Schmerzskala wird der Schmerz nach außen sichtbar gemacht. Der Klient fühlt sich ernst genommen. Durch die Erklärungen des Ergotherapeuten, woher der Schmerz kommt und welche Faktoren ihn beeinflussen, lernt er sich und seine Krankheit zu verstehen. Die Akzeptanz des Schmerzes ist der nächste Schritt und wird von dem Gefühl begleitet, ihm gegenüber nicht völlig machtlos zu sein. Der Klient kann seinen Schmerz durch bestimmtes Verhalten abschwächen und erlernt Strategien, ihn leichter zu ertragen. Dabei ist es wichtig, genau zu beobachten, in welcher Phase seiner Entwicklung der Klient sich gerade befindet. Die Verwendung der Schmerzskala mit Schmerztagebuch kann auch kontraindiziert sein. Wenn dem Klienten geraten wird, sich vom Schmerz abzulenken, können nicht gleichzeitig genaue Angaben darüber gefordert werden. Es kommt also auf den richtigen Zeitpunkt an. Es ist wichtig, den Klienten beim Beginn der Beratung soweit zu kennen, dass es möglich ist einzuschätzen, an welchem Punkt seiner Krankheitsgeschichte er steht. Befindet er sich im akuten Stadium, z. B. nach einer frischen Verletzung und Operation oder während eines akuten Entzündungsschubes, dann sollte er dazu angehalten werden, sich und seinen Körper genau zu beobachten und den Heilungsprozess durch angemessene Schonung zu fördern. Sofern der Schmerz durch Ruhe, angemessene Aktivität und Medikation unter Kontrolle gehalten wird, braucht man kein Schmerztagebuch zu führen und die Schmerzskala kann lediglich für den Befund eingesetzt werden.

Kommt jedoch ein Klient in die Behandlung, dessen Schmerzen schon länger als die eigentliche Heilungsdauer bestehen, der schon bei verschiedenen Ärzten und Therapeuten war und keine Hilfe erfahren hat, so ist davon auszugehen, dass dieser Klient wahrscheinlich zunächst das Bedürfnis hat, verstanden und mit seinem Schmerz ernst genommen zu werden. Die Schmerzskala kann hier sehr hilfreich sein, weil die vom Klienten als „sehr stark" empfundenen Schmerzen für Außenstehende messbar, sichtbar und nachvollziehbar werden. Das Schmerztagebuch kann helfen, schmerzauslösende Tätigkeiten und lindernde Maßnahmen zu identifizieren. Außerdem wird schon ein erster Schritt in Richtung Akzeptanz getan. Dem Klienten wird bewusst, dass der Schmerz zu seinem Leben dazu gehört, in unterschiedlicher Intensität immer vorhanden ist und dass es erträgliche Formen gibt.

Ist der Prozess des Akzeptierens schon weiter fortgeschritten, kann man auf die Schmerzskala und das Tagebuch im Alltag wieder verzichten. Wenn es darum geht, die Belastung zu steigern, Ziele zu formulieren und zu überprüfen oder Tätigkeiten trotz Schmerz auszuführen, kann man die Skala wieder einsetzen.

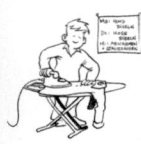

Beratungsinhalt: Belastungsgrenzen erhöhen

Ziele motivieren uns zum Handeln. Für den Schmerzkranken gibt es häufig nur ein Ziel: Den Schmerz zu verringern oder ihn ganz loszuwerden. Dies ist jedoch in vielen Fällen ein unerreichbares Ziel, was zu Frustration und Resignation führt. Die Belastungsgrenze des Schmerzkranken ist durch das überempfindliche Schmerzwarnsystem niedriger und kann im Laufe der Zeit durch neue, positive Erfahrungen wieder erhöht werden (▶ „Das normale ..." und „... überempfindliche Schmerzwarnsystem").

Sinnvoll ist es, wenn sich der Klient eine für ihn wichtige und schöne Aktivität mit geringer Belastung vornimmt. Es wird dazu ein ertragbarer Richtwert auf der Schmerzskala (VAS-Wert max. 3) vereinbart, der bei der Ausübung der Aktivität nicht überschritten werden darf. Der Klient wird aktiv und macht wieder positive Erfahrungen. Auch sollte der Klient dazu aufgefordert werden, seine Ansprüche auf ein erreichbares Niveau zurückzuschrauben, z. B. das Bügeln von zwei Hemden anstatt eines ganzen Wäschekorbes pro Tag. Werden diese Ziele ohne Schwierigkeiten erreicht, sollten neue Ziele festgelegt werden. Der Klient soll insgesamt lernen, seine Zeit in aktive und ruhige Phasen einzuteilen, sodass er auch langfristig Überlastungen vermeidet. Diese Art des Managements von Aktivitäten ist auch unter dem Namen „Pacing" bekannt. „Konkrete Aktivitäten werden in Einzelschritten genau geplant und gleichmäßig über einen bestimmten Zeitraum verteilt ....Die vermehrte produktive Aktivität hat den Effekt der Selbstverstärkung: Mit der Zeit können die Ruhephasen kürzer und die Aktivitätsphasen länger werden." (Higman 2005)

„Das normale Schmerz-Warnsystem"

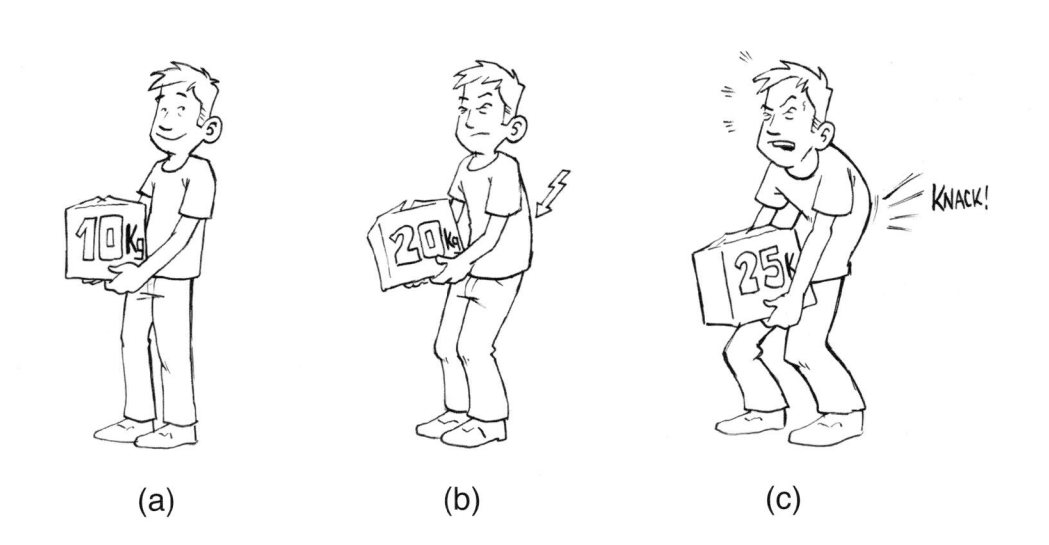

(a)   (b)   (c)

Der gesunde Mensch ist schmerzfrei und kann bestimmte Belastungen (er)tragen: 10 kg-Paket (a). Wenn er seinen Körper jedoch zu sehr beansprucht, hier dargestellt durch ein 20 kg-Paket (b), wird er durch einen Schmerzreiz gewarnt, da bei längerer oder größerer Belastung eine Schädigung droht.

Missachtet er diese Warnung und überschreitet er daraufhin seine Belastungsgrenze, kommt es zur Gewebsschädigung 25 kg-Paket (c).

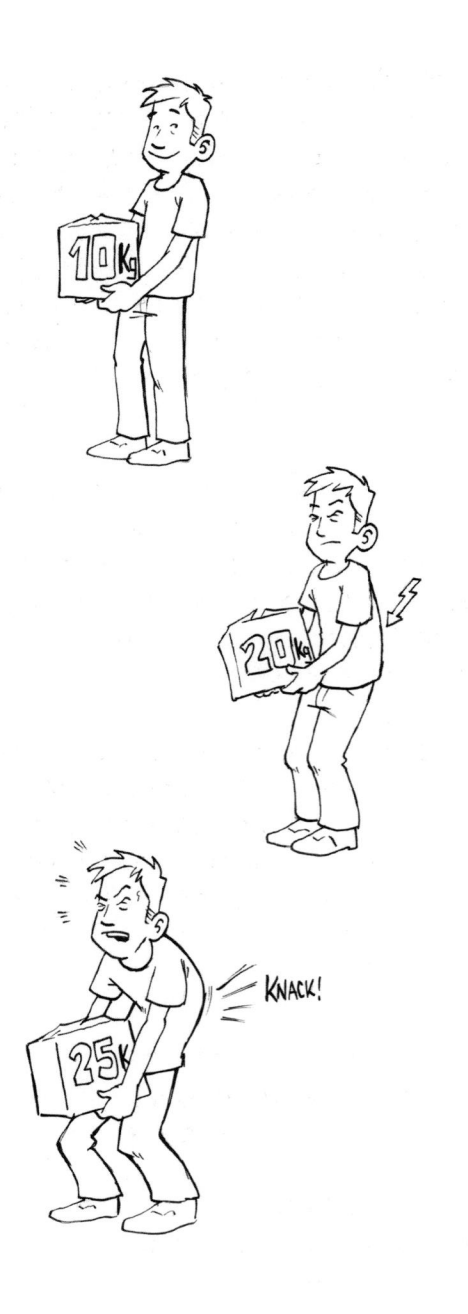

a) keine Schmerzempfindung, weder Schmerz- noch Belastungsgrenze werden erreicht

b) Schmerzempfindung durch Erreichen der Schmerzgrenze, da Schädigung droht

c) Starke Schmerzempfindung durch Überschreitung der Schmerzgrenze, Gewebsschädigung durch Überschreitung der Belastungsgrenze

„Das überempfindliche Schmerz-Warnsystem"

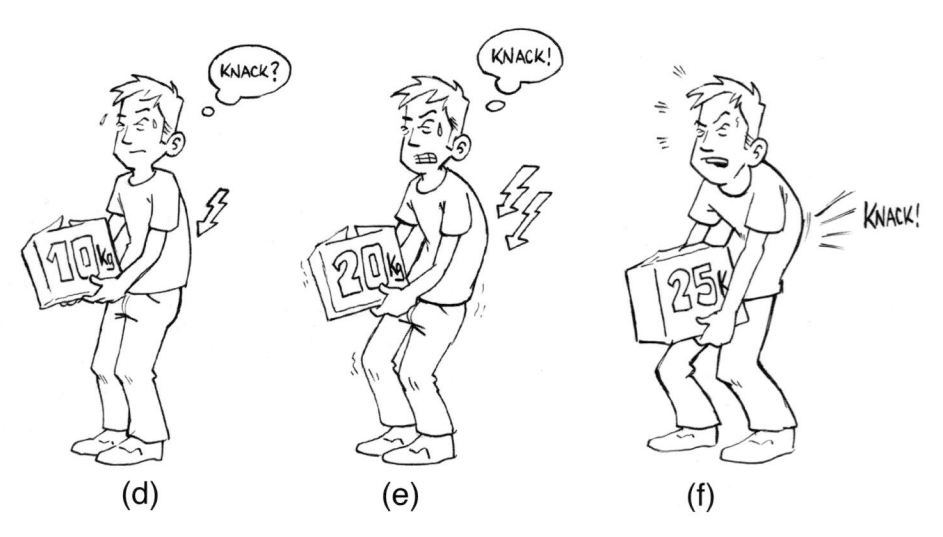

(d) (e) (f)

Als Schutzfunktion des Körpers senkt das bereits geschädigte System seine Schmerzgrenze. Der Körper hat die Erfahrung gemacht und dadurch gelernt, dass er trotz seines bisherigen Schmerzwarnsystems geschädigt wurde. Das heißt also, dass dieses nicht effektiv genug reagiert hat. Er muss also, um sich zu schützen, früher und stärker vor der drohenden Schädigung warnen. Der Körper des Schmerzpatienten reagiert nun schon bei Belastungen, die dem Gewebe normalerweise nicht schaden können: 10 kg-Paket (d).
Da die Schmerzerfahrung im Rahmen der Verletzung auch gedanklich und emotional abgespeichert wurde, findet auch diesbezüglich eine intensivere Reaktion statt. Der betroffene Mensch hat sofort Angst vor einer erneuten Verletzung und den damit verbundenen Folgen.

Ignoriert der Mensch die neue Frühwarnung des Körpers und setzt sich höheren Belastungen aus (20 kg-Paket (e)), so reagiert der Körper mit extremen Schmerzen, um eine Art „Notbremse" zu ziehen. Die Empfindung ist nun ähnlich wie bei einer tatsächlichen Verletzung, weshalb der Betroffene meint, er hätte sich einen erneuten Schaden zugezogen. Eine Untersuchung beim Arzt würde jedoch nicht unbedingt zu einem Befund führen, da das Gewebe trotz der gefühlten Verletzung unversehrt sein kann.

Die körperliche Belastungsgrenze wird normalerweise bei einem überempfindlichen Schmerz-Warnsystem nicht mehr erreicht. Aufgrund der vorher empfundenen starken Schmerzen und empfundenen Ängsten schonen sich die meisten Menschen rechtzeitig. Wird die Belastungsgrenze erneut überschritten (25 kg-Paket (f)), führt dies wieder zu einer körperlichen Schädigung, die aufgrund der früheren Verletzung noch stärker ausfallen kann.

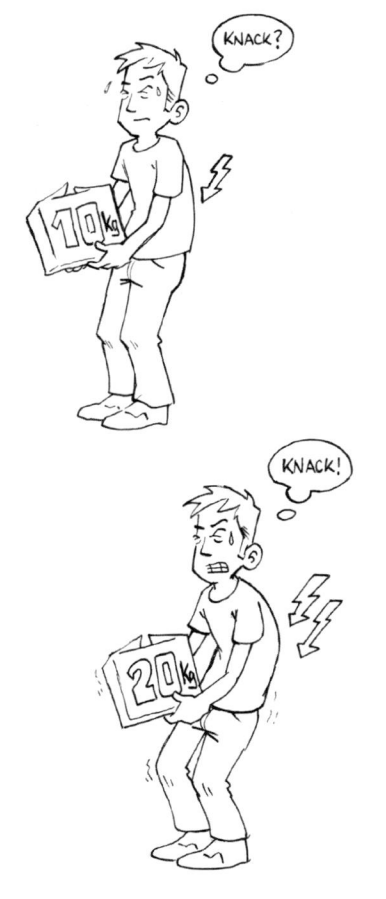

d) Schmerzempfindung durch herabgesetzte Schmerzgrenze, physische, kognitive und affektive Reaktion des Körpers aufgrund von früher erfahrener Schädigung

e) noch stärkere Schmerzempfindung, Körper schlägt Alarm, starke Erinnerung an früher erlebte Schmerzen, Empfindung einer erneuten Gewebsschädigung, obwohl tatsächlich noch keine stattfindet

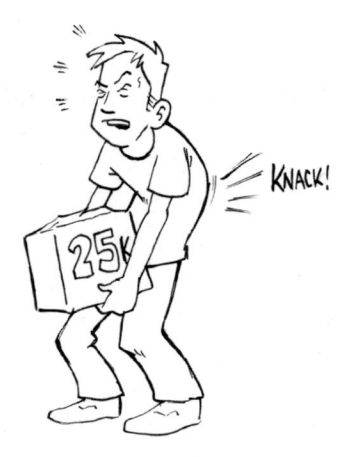

f) extrem starke Schmerzempfindung, Belastungsgrenze wird überschritten, Gewebsschädigung, bei einem überempfindlichen Schmerz-Warnsystem ist diese Belastung normalerweise nicht mehr möglich

Wichtig: Nicht nur die Schmerzgrenze, sondern auch die Belastungsgrenze kann sinken. Dieser Fall tritt zum Beispiel ein, wenn das Gewebe nicht vollständig verheilen konnte und hängt ganz von der Art der stattgefundenen Verletzung ab. Eine Gelenksverletzung kann z. B. das Gelenk dauerhaft weniger belastungsfähig machen. Auch Muskeldysbalancen aufgrund von längerem Schonverhalten lassen die Belastungsgrenze sinken. Das zeigt sich darin, dass Kraft und Ausdauer reduziert sind.

Wenn wir den Klienten bezüglich seiner Überempfindlichkeit aufklären, können wir ihm Ängste nehmen, die schon bei harmloser Belastung auftreten. Er darf sich demnach mehr zumuten, als der Körper ihm zu erlauben scheint. Um dabei kein Risiko einzugehen ist es wichtig, dass der Klient immer mit dem behandelnden Arzt abklärt, welche Belastungen er sich zumuten darf.

Beratungsinhalt: Aktiv trotz Schmerz

Der immer wiederkehrende Schmerz kann eine sehr dominante Rolle im Leben der Betroffenen spielen und dazu führen, dass nahezu jede Entscheidung von der aktuellen Befindlichkeit abhängig gemacht wird. Je nachdem ob und wie stark der Schmerz gerade vorhanden ist, verhält sich der Klient aktiv oder inaktiv. In vielen Fällen ist Bewegungsmangel sogar der Auslöser für Schmerzen. Die Angst vor stärkeren Schmerzen verleitet die Klienten dazu, sich noch mehr zu schonen. Bei einem manifestierten Schmerz, der auf der Bildung eines Schmerzgedächtnisses beruht, kann die Inaktivität jedoch genau das Gegenteil von dem bewirken, was sich der Klient davon verspricht. Weniger Bewegung oder völlige Ruhe bewirken, dass das tiefensensible System ein geringeres Feedback zum somatosensorischen Kortex schickt. Das Phänomen, dass man seine Extremitäten nicht mehr spürt, wenn man sich ein paar Minuten gar nicht bewegt, kennt jeder. Ähnlich ist es auch mit dem in Schonhaltung gebrachten Körper oder Körperteil. Die physiologischen Informationen des sensiblen Systems sind in geringerer Dosierung vorhanden, weshalb die Schmerzreize überwiegen. Der empfundene Schmerz wird größer. Außerdem fällt die hemmende Wirkung des aktiven tiefensensiblen Systems weg. Wir kennen seine schmerzstillende Eigenschaft schon von klein auf: Wenn wir ein gerade verletztes Körperteil ganz fest halten, tut es weniger weh.
Nicht zu unterschätzen ist auch der psychologische Aspekt der Aktivität. Aktivität hat im Vergleich zu passivem Verhalten den Vorteil, dass sie eine ablenkende Wirkung hat. Eine Tätigkeit, ob Arbeit oder Hobby, lenkt die Aufmerksamkeit weg vom Schmerz.

Beratungsinhalt: Lebensfreude wieder finden

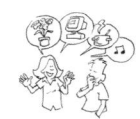

Einem Menschen sind besonders die Aktivitäten wichtig, die ihm Spaß und Freude bereiten. Für Menschen mit anhaltenden Schmerzen sind die meisten Aktivitäten Pflichten, die sie erledigen müssen. Dabei empfinden sie selten Spaß, weil der anhaltende Schmerz die gesamte Aufmerksamkeit des Betroffenen auf sich zieht. Gerade deshalb ist es wichtig, dass die Betroffenen Aktivitäten finden, die ihnen Freude bereiten und sie dadurch vom Schmerz ablenken. Es sollte nicht an alten Tätigkeiten, die früher Freude gemacht haben, festgehalten werden. Neue Aktivitäten sollten ausprobiert werden, die eventuell eine geringere Belastung bedeuten, aber genauso viel Spaß bringen. Der Ergotherapeut kann dem Erkrankten helfen, Betätigungen zu finden, die ihm auf der körperlichen und geistigen Ebene Befriedigung und Lebensfreude bringen und die er trotz seiner Einschränkung durchführen kann.
Der Betroffene sollte lernen, kleine Erfolgserlebnisse zu erkennen und sich selbst dafür zu belohnen. Nicht der Schmerz und das Schmerzverhalten sollten durch Zuwendung verstärkt werden, sondern Schmerzreduktion und alltägliches Verhalten.
Negative Emotionen, wie Angst und Depression haben einen erheblichen Einfluss auf das Schmerzerleben. Angst und daraus resultierender Stress sind negative Reize, die bei einem Menschen bewirken können, dass Schmerzen intensiver erlebt werden. Stärkere Schmerzen wiederum führen zu einer Zunahme von Angst und Stress, so dass der Betroffene in einen Teufelskreis gerät (Ruoß, 1999). Die Folge ist, dass durch die Furcht vor Schmerzen Bewegungen vermieden werden. Dies führt häufig zu einer Minderung der körperlichen Aktivität.
Mit dem auf der Beratungskarte angesprochenen „Tapetenwechsel" wird die Unterbrechung des Teufelskreises einfacher. Durch die Plastizität des Gehirns kommt es bei äußeren oder inneren Veränderungen zu neuen Verschaltungen im Nervensystem. Es besteht die Chance, den Schmerzkreislauf und die Schmerzgedächtnisspuren zu überschreiben,

wenn bislang schmerzhafte Bewegungen mit neuen Reizen in Verbindung gebracht werden. Je positiver diese Reize sind, umso größer ist auch ihr positiver Einfluss. Es wäre zum Beispiel eine Hilfe für den Klienten, wenn er seine Lieblingsmusik auflegt, sich neu gekaufte schicke Kleidungsstücke anzieht, vielleicht eine andere schöne Frisur kämmt und dann vor dem Spiegel die in der Ergotherapie neu erlernten Bewegungsübungen macht. Die Ergotherapie bietet durch ihre unterschiedlichen Medien auch im Handwerksbereich viele Möglichkeiten, um bisher schmerzhafte Bewegungen mit neuen „Anreizen" zu verbinden und positiv umzuprogrammieren.

Außerhalb der Therapie könnte der Klient z. B. eine neue Aktivität an einem neuen Ort, mit neuen Leuten beginnen, z. B. einen Volkhochschulkurs zu einem Thema, das ihn schon immer interessiert hat.

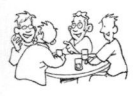

Beratungsinhalt: Rückzugsverhalten vermeiden

Viele Klienten haben Angst vor dem Fortbestehen oder der Verstärkung ihrer Schmerzen. Diese Angst vermindert den Antrieb, was zu weniger Aktivität führt. Der Klient zieht sich aus seinem bisherigen Umfeld zurück, weil er sich einerseits den Anforderungen nicht mehr gewachsen fühlt, andererseits keine ständige Rücksichtnahme von seinem sozialen Umfeld einfordern möchte.

Dieses Rückzugsverhalten bewirkt, dass weniger Möglichkeiten zur Ablenkung vom Schmerz bestehen. Das hat in vielen Fällen die Folge, dass vermehrt die Aufmerksamkeit auf den Schmerz gerichtet ist, was diesen im ungünstigsten Fall wieder verstärken kann.

Der Betroffene sollte so weit wie möglich soziale Kontakte und Aktivitäten pflegen, um Lebensfreude und Integration erleben zu können.

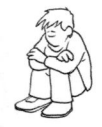

Beratungsinhalt: Psychische Belastung

Andauernde Schmerzen bedeuten eine hohe psychische Belastung und können vom Klienten als so überwältigend empfunden werden, dass ein Gefühl von Machtlosigkeit und Hilflosigkeit bis hin zum absoluten Kontrollverlust begünstigt wird. Häufig führt diese Einstellung zu Katastrophengedanken und entmutigenden Selbstgesprächen. Das Gefühl von Hilflosigkeit kann generalisiert werden und somit zu negativen, emotionalen Reaktionen führen. Die Klienten machen zunehmend die Erfahrung, ihren Körper nicht unter Kontrolle zu haben und ihm ausgeliefert zu sein. Sie versuchen, den Schmerz durch Einschränkungen der körperlichen Aktivität zu verringern und zeigen vermehrt Schonverhalten. Sie ziehen sich von Aktivitäten und damit häufig auch von Freunden und Bekannten zurück, so dass soziale Defizite entstehen. In vielen Fällen kann der Beruf nicht mehr in gewohnter Weise ausgeübt werden, wobei am Ende häufig die vorzeitige Berentung steht. Die Aufmerksamkeit der Klienten konzentriert sich immer mehr auf den eigenen Körper und den Schmerz, wodurch wiederum das Schmerzerleben erheblich verstärkt werden kann. Die Klienten befinden sich in einem Teufelskreis: Die Schmerzen beeinflussen ihr psychisches und körperliches Befinden, dieses hat wiederum nachhaltigen und verstärkenden Einfluss auf das Schmerzerleben.

Dieser Teufelskreis sollte im Rahmen der interdisziplinären Behandlung durchbrochen werden.

Das Schmerzerleben kann jedoch auch dem Erkrankten unbewussten Nutzen bringen. Hier seien der primäre und sekundäre Krankheitsgewinn genannt. In diesem Fall sollte professionelle psychologische Hilfe in Anspruch genommen werden.

Der Zusammenhang von Körper, Geist und Seele wird im biopsychosozialen Modell beschrieben und spielt in der medizinischen Therapie eine immer wichtigere Rolle. So erklärt sich auch, dass seelisches Leid als körperlicher Schmerz Ausdruck finden kann. Auch der seelische Schmerz wird als schmerzhaft wahrgenommen, z. B. Liebeskummer, Trauer um einen verstorbenen Menschen. Genauso wie der körperliche Schmerz, hat der seelische Schmerz eine wichtige Warnfunktion für das menschliche Überleben. Wenn vor 100 000 Jahren ein Mensch eine Hand verloren hat, so war dies quasi sein Todesurteil. Ebenso gefährlich war es damals aber auch, wenn man von seiner Gruppe ausgeschlossen wurde. Die soziale Isolation machte das Überleben in der „Wildnis" unmöglich (Spitzer, 2007). Daher empfindet der Mensch auch psychisches Leid als Schmerz.

Deshalb sollte der Ergotherapeut seelische Belastungen als wichtige Einflussgröße zur Entstehung von körperlichen Schmerzen berücksichtigen und Lösungshilfen bieten.

Je nach Art der Problematik sind z. B. Entspannungsmethoden, Gesprächstherapien oder Trauerarbeit sinnvolle Maßnahmen.

Beratungsinhalt: Kontakt zu anderen Betroffenen

Der Grundgedanke von Selbsthilfegruppen ist, dass sich Menschen, die von Krankheiten, Lebensproblemen oder Konfliktsituationen selbst betroffen sind, zusammenschließen. Sie haben erkannt, dass sie Experten in eigener Sache sind, und sie sind sich ihrer Eigenverantwortung bewusst. Es gibt auch Gruppen, in denen sich Angehörige Betroffener austauschen. Je nach Zielsetzung kann es sinnvoll sein, dass Fachleute (Krankengymnasten, Sozialarbeiter, Ärzte usw.) in einer Gruppe zeitweilig mitarbeiten. Der Kontakt zu anderen Betroffenen kann aber auch innerhalb des näheren Umfeldes stattfinden, denn es handelt sich bei dem Krankheitsbild um eine Art „Volksleiden". Nicht selten gibt es Schmerzkranke im eigenen Bekanntenkreis, mit denen man sich austauschen kann. Vielen Klienten fällt es jedoch schwer, über ihre Probleme zu sprechen, vor allem, wenn sie in der Vergangenheit nicht ernst genommen wurden und andere negative Erfahrungen gemacht haben. Bei der Suche nach dem passenden Austausch sollte der Ergotherapeut den Klienten unterstützen. Vielleicht kann auch innerhalb der eigenen Einrichtung ein Treffen stattfinden, falls genügend betroffene Klienten hier behandelt werden.

Bei der Recherche nach Selbsthilfegruppen im Internet, stößt man auf unzählige Seiten. Die große Informationsflut kann den Klienten überfordern. Sofern der Klient dazu bereit ist, ist die direkte Kontaktaufnahme zu einer Selbsthilfegruppe vor Ort ratsam. Dort kann er dann auch gleich an Gruppenaktivitäten teilnehmen und der sozialen Isolation wird vorgebeugt. Es ist sinnvoll, dem Klienten eine erste Anlaufstelle zu nennen. Umfangreiche Infos und Kontaktdaten zu nicht gewinnorientiert arbeitenden Selbsthilfegruppen in der näheren Umgebung bietet die „Nationale Kontakt- und Informationsstelle zur Anregung und Unterstützung von Selbsthilfe-Gruppen der Deutschen Arbeitsgemeinschaft Selbsthilfegruppen e. V. – NAKOS" (www.nakos.de oder 030-31018960). Eine gute Möglichkeit des anonymen Austausches bieten auch Klientenforen im Internet wie z. B. www.schmerzliga.de/forum oder www.forum-schmerz.de/forum

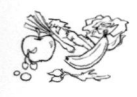

Beratungsinhalt: Ernährung

Einer gesunden Ernährung kommt bei jeder Krankheit eine unterstützende positive Rolle zu. Zu vermeiden sind schmerzverstärkende Stoffe, die vor allem bei rheumatischen oder Migräneschmerzen eine größere Rolle spielen. Der Klient sollte seine Essgewohnheiten analysieren und mit Hilfe des Schmerztagebuchs schmerzverstärkende Nahrung identifizieren. Darüber hinaus kann er seinen Arzt und/oder einen Ernährungsberater dazu befragen (Adressen und Ernährungstipps zu einzelnen Krankheitsbildern unter www.ernaehrung.de).

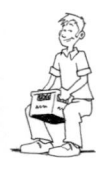

Beratungsinhalt: Gelenkschutz

Sollte die Ursache der Schmerzen des Klienten im Bewegungsapparat liegen, ist die Aufklärung über Gelenkschutzmaßnahmen und physiologisches Verhalten ein selbstverständlicher Inhalt der ergotherapeutischen Intervention. Bezogen auf die auf der Karte festgehaltenen Veränderungswünsche sollten praktische Übungen zum Einsatz der Gelenkschutzregeln erfolgen. Am besten eignen sich Tätigkeiten, die dem Klienten wichtig sind, die er häufig durchführt und die bisher zu Beschwerden führten. Der Lernerfolg sollte in regelmäßigen Abständen durch erneutes Ausführen der Aktivitäten unter Beobachtung des Ergotherapeuten kontrolliert werden, da sich Gewohnheiten nur durch häufige Wiederholungen neuer Bewegungen verändern lassen. Andernfalls besteht die Gefahr, dass der Klient wieder in sein altes Bewegungsmuster zurückfällt. Unterstützend können Therapieangebote wie Yoga, progressive Muskelrelaxation, Feldenkrais oder autogenes Training sein, die die eigene Körperwahrnehmung verbessern und Entspannung fördern.

4. Perspektive

Nachdem der Klient in allen für ihn relevanten Punkten beraten wurde, sollten die Faktoren, die das Schmerzerleben beeinflussen, deutlich geworden sein. Der Klient sollte Möglichkeiten zur positiven Schmerzbeeinflussung erfahren und bereits ausprobiert haben. Wenn die Beratung innerhalb einer längerfristigen ergotherapeutischen Behandlung stattfindet, können die vereinbarten Ziele in festgelegten Abständen überprüft werden. Immer wieder ergibt sich dann das Gespräch zwischen Ergotherapeut und Klient und man kann, so lange es sinnvoll erscheint, das aktuelle Schmerzerleben thematisieren. Arbeiten Klient und Ergotherapeut nach der Beratung nicht mehr zusammen, sollte ein einmaliger Nachsorgetermin, z. B. nach drei Monaten, vereinbart werden, um eine bewusste und positive Auseinandersetzung mit dem Schmerzerleben auch längerfristig zu gewährleisten. Bei diesem Termin sollten die vereinbarten Ziele überprüft werden und falls diese nicht erreicht wurden, nach Gründen bzw. anderen Lösungswegen gesucht werden.

An dieser Stelle möchten wir unseren Hinweis aus ▶ Beratungsinhalte / Psychische Belastung wiederholen, den Klienten ggf. auch an andere Fachdisziplinen zu verweisen. Innerhalb der Beratung können Probleme aufgedeckt werden, die nicht durch den Ergotherapeuten allein gelöst werden können. Hier müssen eventuell andere Berufsgruppen um Hilfe gebeten werden. Der Ergotherapeut hat aber unter Umständen einen richtungweisenden Einfluss. Durch die Beratung können dem Klienten neue Perspektiven zur Lösung seines Problems eröffnet werden. Die Berücksichtigung aller möglichen Faktoren, gleichermaßen auf körperlicher, geistiger, seelischer und sozialer Ebene, ermöglicht es dem Ergotherapeuten, die Rolle eines therapeutischen Wegweisers einzunehmen.

5. Literaturempfehlungen und Internetadressen für Patienten

Bauer-Klußmann, Gert, Schmerzfrei durch körpergerechtes Verhalten im Alltag, Schulz-Kirchner; 2006

Butler D., Moseley L., Schmerzen verstehen, Springer-Verlag, 2004

www.nakos.de – Nationale Kontakt- und Informationsstelle zur Anregung und Unterstützung von Selbsthilfegruppen: Umfangreiche Datenbanken mit Adressen

www.ernaehrung.de – Deutsches Ernährungsberatungs- und -informationsnetz, Ernährungsinformationen für Patienten, Adressen von Ernährungsberatern, Rezepte, Analyse von Ernährungsprotokollen, BMI und Energiebedarf.

www.schmerzliga.de

www.schmerzhilfe.de

6. Quellenverzeichnis

Bauer-Klußmann, G.: Schmerzfrei durch körpergerechtes Verhalten im Alltag, Edition Steiner im Schulz-Kirchner Verlag, Idstein, 2007

Boss, E. G.: Die Entstehung chronischer Schmerzsyndrome und Möglichkeiten ergotherapeutischer Therapieverfahren, praxis ergotherapie, Jahrgang 10, Nr.5, Oktober 1997

Bromm, B.: Neurophysiologie des nozizeptiven Systems. In: Beck, B., Schmerztherapie. Thieme, Stuttgart, 2002

Butler D., Moseley L.: Schmerzen verstehen, Springer-Verlag, 2004

Carpenter, L., G. Baker, B. Tyldesley: The use of the Canadian Occupational Performance Measure as an outcome of a Pain Management Program, Canadian Journal of Occupational Therapy, Volume 68, Nr. 1, Feb. 2001

Dahmen, K., Spiekermann, H.: Chronischer Schmerz – Eine Betrachtung aus ergotherapeutischer Sicht, Bachelorarbeit 2003, Hogeschool Zuyd Heerlen, Niederlande

Dehn-Hindenberg, A.: Die Bedeutung von Kommunikation und Empathie im Therapieprozess: Patientenbedürfnisse in der Ergotherapie, Ergotherapie & Rehabilitation, Juli 2007

Fachhochschule Osnabrück, Fakultät für Wirtschafts- und Sozialwissenschaften: Expertenstandard Schmerzmanagement in der Pflege, Entwicklung – Konsentierung – Implementierung (Mai 2005). Hrsg.: Deutsches Netzwerk für Qualitätsentwicklung in der Pflege (DNQP), ISBN: 3-00-012743-7

Flor, H., et al.: The role of spouse reinforcement, perceived pain, and activity levels of chronic pain patients, Journal of Psychosomatic Research, 31, 1987

Gärtner, N.: Psychosoziale Faktoren bei der Entstehung chronischer Rückenschmerzen, Zeitschrift für Physiotherapeuten, 2003; 55:1724-31

Hasenbring, G. M.: Biopsychosoziale Grundlagen der Chronifizierung am Beispiel Rückenschmerz. In: Gehling, G.: Lehrbuch der Schmerztherapie; Grundlagen, Theorie und Praxis für Aus- und Weiterbildung. Wissenschaftliche Verlagsgesellschaft mbH, Stuttgart, 2. Auflage 2001

Higmann, P.: Besondere Aspekte im Alter – Schmerz. In: Habermann, C., Wittmershaus, C.: Ergotherapie im Arbeitsfeld Geriatrie, Thieme, Stuttgart, 2005

Higman, P.: Ergotherapie bei chronischen Schmerzen, praxis ergotherapie, Jg. 20 (6), Dezember 2007

IASP (International Association for the Study of Pain): IASP Global Year Against Pain In Older Persons – Okt.2006-Okt.2007. Verschiedene Artikel erforschten die Besonderheiten der Schmerzempfindung und -behandlung bei älteren Menschen; www.iasp-pain.org

IASP: Classification of Chronic Pain. Edited by Merskey, H. et al., IASP Press, Second Edition, Seattle, 1994

Kendall, Linton, Main: Guide to assessing psychosocial yellow flags in acute low back pain: Risk factors for long-term disability and work loss. Wellington:
Accident rehabilitation & Compensation Insurance Corporation
of New Zealand and the National Health Committee.
http://www.nzgg.org.nz (Feb. 2008)

Larbig, W. et al.: in einem Film der Pfizer Analgesic Innovative Network / Gödecke AG: „Zelle und Schmerz. Entstehung und Verhütung chronischer Schmerzen aus neurobiologischer Sicht." Freiburg, 1998

Pincus T. et al.: A systematic review of psychological factors as predictors of chronicity / disability in prospective cohorts of low back pain, Spine 2002

Prior, M.: Beratung und Therapie optimal vorbereiten, Carl-Auer-Systeme Verlag, Heidelberg 2006

Spitzer, M.: in „Warnsignal Schmerz", 3sat TV-Sendung Delta Gespräch vom 22.2.2007
Quintner, J. L. et al.: Pain Medicine and Its Models: Helping or Hindering? Pain Medicine, Blackwell Publishing Ltd., 2007, Published on behalf of the American Academy of Pain Medicine

Ruoß, M.: Psychologie des Schmerzes. Hogrefe, Verlag für Psychologie, Göttingen, 1998

Strong, J.: Pain, A Textbook for Therapists. Churchill Livingstone, UK, 2001

Zieglgänsberger, W.: Max-Planck-Institut München, Vorlesung der DIU, Februar 2007

Zieglgänsberger, W.: in „Warnsignal Schmerz", 3sat TV-Sendung Delta Gespräch vom 22.2.2007

Das Beratungsmaterial

Auf den folgenden Seiten finden Sie das gesamte Material, das Sie zur Beratung des Klienten benötigen. Die Druckvorlagen finden Sie auf der beigefügten CD-ROM.

Druckanleitung:

Das **Beratungsmaterial** wird möglichst farbig auf weißem Papier (mind. 120g) gedruckt.

Die HOBS-Beratungskarten sind zusammen mit dem dazugehörigen Deckblatt für den Ausdruck auf DIN-A5-Papier vorgesehen. Beachten Sie, dass hier Vorder- und Rückseite bedruckt werden sollten. Lesen Sie hierzu bitte auch die Hinweise auf dem Deckblatt der Beratungskarten (Seite 59).

Bei den ▶ HOBS-Beratungskarten und dem ▶ HOBS-Dokumentationsbogen ist ein breiterer Heftrand vorgesehen, damit sie der Therapeut für den Klienten bzw. in die Akte heften kann.

Außerdem empfehlen wir Ihnen folgende Dokumente auf DIN A4-Papier auszudrucken und zu laminieren, um sie Klienten innerhalb der Beratung vorlegen zu können:

HOBS – Überblick

Auswertungshilfe zum HOBS-Fragebogen

HOBS-Schaubilder:

  „Das Schmerzsystem"
  „Das normale Schmerz-Warnsystem"
  „Das überempfindliche Schmerz-Warnsystem

Der Flyer dient als Information für die Patienten vor der Beratung. Auf der CD-ROM befinden sich zwei Versionen: Eine Version zum selber Ausdrucken und eine zweite für den professionellen Druck.

> Tipp: Schmerzskalen bzw. Visuelle-Analog-Skalen (VAS) und Schmerztagebücher können kostenlos über Schmerzmittelhersteller bezogen werden.

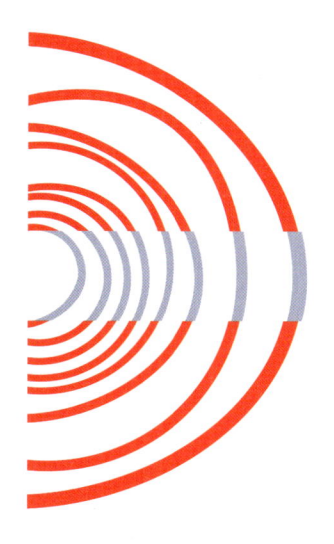

HOBS-Überblick

- Schmerzanamnese (HOBS-Fragebogen)

- Inhalte des Beratungsgespräches:

  (HOBS-Beratungskarten und -schaubilder)
  - Zufriedenheit messen
  - persönliche Schmerzursache und ggf. Chronifizierungsfaktoren
  - Bedeutung von Schmerzen und deren Auswirkungen auf die Aktivitäten des täglichen Lebens (Das Schmerzsystem)
  - Beeinflussbarkeit von Schmerzen
  - Entwicklung von Lösungsstrategien

- Zielvereinbarung
  (Dokumentation auf den HOBS-Beratungskarten
  und dem HOBS-Dokumentationsbogen)

- Umsetzung im Alltag

- Ergebnisse auswerten (Zufriedenheitswert überprüfen)

- Perspektivengespräch

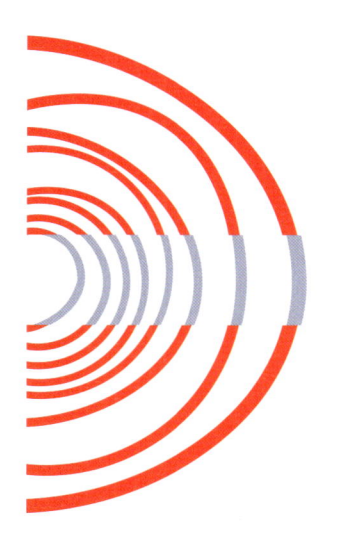

HOBS-Fragebogen

Name: Datum:

Sehr geehrte Patientin, sehr geehrter Patient,

damit Ihre Ergotherapeutin oder Ihr Ergotherapeut Sie bezüglich Ihrer Schmerzen bestmöglich behandeln und beraten kann, bitten wir Sie, den folgenden Fragebogen auszufüllen.
Nehmen Sie sich in Ruhe etwa 15-20 Minuten Zeit, um die Fragen aus Ihrer eigenen, ganz persönlichen Sicht zu beantworten.
Im ersten Teil sollen unter anderem Art, Dauer, Häufigkeit und Intensität ihrer Schmerzen erfasst werden, um Ihre Schmerzen einzuordnen und deren Entwicklung im Laufe der Behandlung beobachten zu können. Weiteres Ziel der Befragung im zweiten Teil ist es, dass Ihre Ergotherapeutin oder Ihr Ergotherapeut erfährt, welchen Einfluss die Schmerzen auf Ihr Leben haben, wie Sie damit umgehen, und was Sie über die Entstehung von Schmerzen wissen.
Auf dieser Grundlage kann die Beratung individuell auf Ihre Bedürfnisse abgestimmt werden.
Bitte beachten Sie, dass es bei den Antworten kein „richtig" oder „falsch" gibt. Versuchen Sie, das anzukreuzen, was am ehesten ihrer persönlichen, individuellen Überzeugung entspricht.
Selbstverständlich werden diese Unterlagen vertraulich behandelt.

Für Rückfragen stehen wir Ihnen gerne zur Verfügung:

Stempel und Unterschrift der / des Ergotherapeutin / en

Teil 1 – Beschreibung der Schmerzen

1.1 Schmerzlokalisation

1.1.1 Wo haben Sie zurzeit Schmerzen? Bitte markieren Sie die betroffenen Körperstellen mit Kreuzen und die am stärksten schmerzende Stelle mit einem dickeren Kreuz.

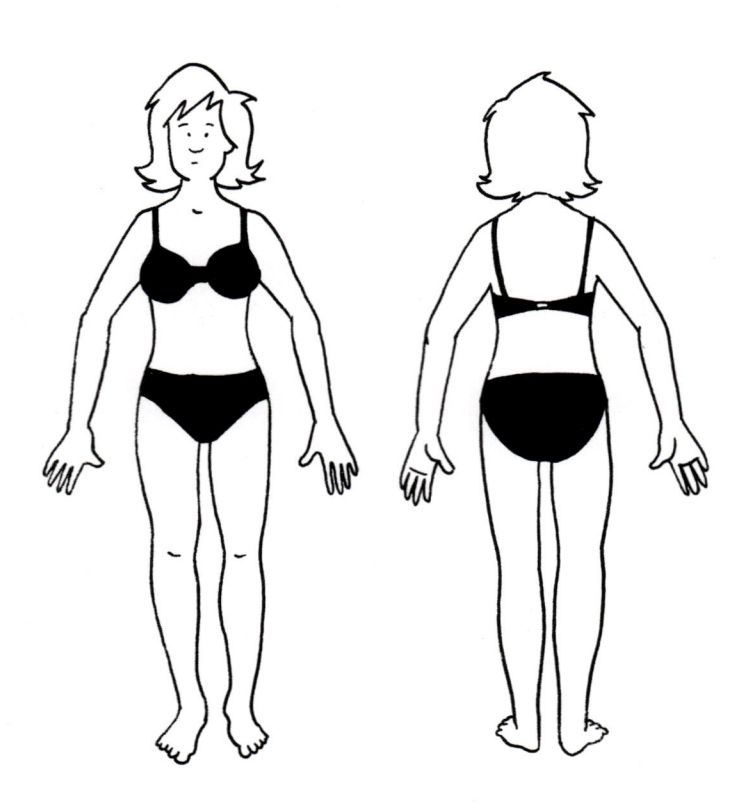

1.2 Schmerzintensität

1.2.1 Bitte kreuzen Sie auf der Schmerzskala an, wie stark Ihre Schmerzen durchschnittlich sind:

IN RUHE

keine Schmerzen   stärkste vorstellbare Schmerzen

IN BEWEGUNG

keine Schmerzen   stärkste vorstellbare Schmerzen

1.2.2 Welche Schmerzstärke wäre für Sie nach Beendigung der Schmerztherapie erträglich?

IN RUHE

keine Schmerzen stärkste vorstellbare Schmerzen

IN BEWEGUNG

keine Schmerzen stärkste vorstellbare Schmerzen

1.3 Schmerzqualität

1.3.1 Bitte beschreiben Sie die Art ihrer Schmerzen **so genau wie möglich:**
Es fühlt sich an, als wenn …

___

___

___

1.3.2 Bitte umkringeln Sie die Wörter die auf Ihre Schmerzen zutreffen:

brennend	kribbelnd	scharf	beißend	schwer
beängstigend	kühl	scheußlich	einschießend	tief
heiß	ausbreitend	wund	kalt	dehnend
klopfend	drückend	hart	quälend	glühend
kneifend	unerträglich	pulsierend	ermüdend	elend
kratzend	dumpf	unangenehm	reißend	juckend
schneidend	oberflächlich	prickelnd	eng	....
stechend	hämmernd	warm	schreiend	....
entnervend	grausam	lähmend	mörderisch	....
schrecklich	zermürbend	sprunghaft	ziehend	....

1.4 Schmerzrhythmus

1.4.1 Wie häufig treten die Schmerzen auf?
- ❏ mehrmals im Monat
- ❏ mehrmals in der Woche
- ❏ einmal täglich
- ❏ mehrmals täglich
- ❏ dauernd
- ❏ _____

1.4.2 Auf welche Art und Weise treten die Schmerzen auf?
- ❏ plötzlich
- ❏ anfallsartig
- ❏ langsam
- ❏ schleichend
- ❏ wellenartig
- ❏ _____

1.5 Schmerzursache

1.5.1 Welche Ursache halten Sie persönlich für ihre Schmerzen am wahrscheinlichsten?

_____
_____
_____

1.6 Schmerzbeeinflussung

1.6.1 Bitte beschreiben Sie **so genau wie möglich**, wodurch sich Ihre Schmerzen verbessern, bzw. was sie selber dafür tun können:
(z. B. schlafen, spazieren gehen, durch Wärme, Kälte, Medikamente, Ablenkung …)

_____
_____
_____
_____

1.6.2 Bitte beschreiben Sie **so genau wie möglich**, wodurch sich Ihre Schmerzen verschlimmern:
(z. B. durch Wärme, Kälte, nach oder bei bestimmten Tätigkeiten …)

_____
_____
_____
_____

1.6.3 Nehmen Sie zurzeit Medikamente gegen die Schmerzen ein?
Bitte machen Sie hierzu genaue Angaben:

Medikament	Dosis / Art (Tabletten, Tropfen, Zäpfchen …)	Wie oft pro Tag?	Wann?	Wie wirksam? 0 = nicht wirksam 1 = wenig wirksam 2 = gut wirksam
Schmerzmittel X	500 mg pro Tablette	3x1	7, 15, 22 Uhr	1

1.6.4 Welche Medikamente, Behandlungen oder Therapien haben Sie in der Vergangenheit gegen den Schmerz bekommen oder welche anderen Maßnahmen haben Sie unternommen?

Zeitraum	Medikamente / Behandlung / Operation / Sportart / Entspannungstechnik etc.	Wie wirksam? 0 = nicht wirksam 1 = wenig wirksam 2 = gut wirksam

1.6.5 Bitte beschreiben Sie am Beispiel eines Tages, was Sie von morgens bis abends essen und trinken:

_____
_____
_____

1.6.6 Wie viele verschiedene Ärzte haben Sie bezüglich Ihrer Schmerzen bereits aufgesucht?

❏ keine ❏ ca. _____

1.6.7 Bei welchen Ärzten und Therapeuten waren Sie aufgrund Ihrer Schmerzen bereits in Behandlung?
_____
_____
_____

1.6.8 Wer konnte Ihnen gut, wer weniger gut helfen?
_____
_____
_____

Teil 2 – Auswirkungen der Schmerzen

Wie denken Sie über folgende Aussagen?
Bitte kreuzen Sie bei jeder Aussage nur 1 Kästchen an:

2.1 Bedeutung von Schmerzen

2.1.1	stimme voll zu	stimme etwas zu	stimme eher nicht zu	stimme gar nicht zu
Schmerzen sind ein Warnsignal des Körpers				
Körperliche Schmerzen hängen immer mit einer Art der körperlichen Schädigung zusammen				
Die Stärke der Schmerzen hängt von der Größe der körperlichen Schädigung ab				
Jemand der Schmerzen hat ist krank				
Es ist möglich Schmerzen durch Gedanken zu beeinflussen				
Schmerzmittel machen körperlich und / oder psychisch abhängig				
Ich glaube, dass alternative Methoden wie Akupunktur oder Hypnose wirksam gegen Schmerzen sind				
Schmerzen sind nicht messbar				
Zwei gleiche Verletzungen können bei zwei verschiedenen Menschen unterschiedlich starke Schmerzen auslösen				
Jemand der Schmerzen hat sollte sich schonen				
Gegen Gelenkschmerzen hilft Ruhigstellung				
Es ist möglich, dass man sich seine Schmerzen einbildet				
Bei länger andauernden Schmerzen kann sich ein Schmerzgedächtnis bilden				

2.2 Umgang mit Schmerzen und deren Einfluss auf Lebensgewohnheiten

2.2.1	stimme voll zu	stimme etwas zu	stimme eher nicht zu	stimme gar nicht zu
Ich selbst habe keinen Einfluss auf meine Schmerzen und bin hilflos ausgeliefert				
Durch die Schmerzen habe ich meine Lebensfreude verloren				
Ich schone mich, wenn ich Schmerzen habe				
Wenn ich Schmerzen habe, nehme ich ein Schmerzmittel				
Wenn ich gestresst bin, habe ich stärkere Schmerzen				
Ich kann mich gut von meinen Schmerzen ablenken				
Wenn ich Schmerzen habe, nehme ich fremde Hilfe gerne an				
Andere Leute nehmen meine Schmerzen oft gar nicht ernst				
Auf mich wird Rücksicht genommen, wenn ich Schmerzen habe				
Durch die Schmerzen habe ich weniger Kontakte zu anderen Mensches als vorher				
Ich tausche mich mit anderen Menschen aus, denen es geht wie mir				

2.2.2 Welche, für Sie wichtigen Aktivitäten und Aufgaben können Sie aufgrund von Schmerzen oft nicht ausführen?
_____
_____
_____

2.2.3 Welche Verpflichtungen haben Sie, die Sie zurzeit nicht oder nur mit großer Anstrengung ausführen können?
_____
_____
_____

2.3 Ein Blick in die Zukunft

2.3.1 Was glauben Sie persönlich, wie sich ihre Erkrankung und die Schmerzen in Zukunft entwickeln werden?

_____
_____
_____
_____

2.3.2 Welche Ziele möchten Sie gerne für sich erreichen? Welche Aktivitäten möchten Sie beschwerdefrei oder mit geringen Einschränkungen ausüben können?

_____
_____
_____
_____
_____
_____

2.3.3 Was erwarten Sie von der ergotherapeutischen Schmerzberatung?

_____
_____
_____

2.3.4 Die Wunderfrage: Nehmen Sie an, es geschieht ein Wunder und Sie sind plötzlich beschwerdefrei. Woran erkennen Sie für sich, dass es Ihnen wieder richtig gut geht?

_____
_____

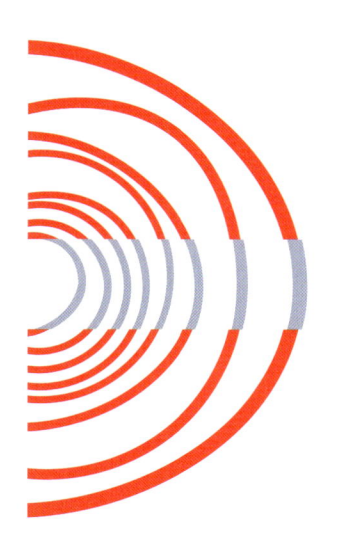

Auswertungshilfe zum HOBS-Fragebogen

Der folgenden Zuordnungsbogen soll den Ergotherapeuten bei der Auswertung des
▶ HOBS-Fragebogens und der Auswahl von den Beratungsinhalten unterstützen.
Hier wird den einzelnen Fragen ein jeweils entsprechendes Beratungsthema (in roter Schrift) zugeordnet.
Auf genauere Hinweise zur Auswertung verzichten wir bewusst, und legen dies in die alleinige Verantwortung des behandelnden Ergotherapeuten.

Teil 1 – Beschreibung der Schmerzen

1.1 Schmerzlokalisation   Sich selbst kennen lernen

1.1.1 Wo haben Sie zurzeit Schmerzen? Bitte markieren Sie die betroffenen Körperstellen mit Kreuzen und die am meisten schmerzende Stelle mit einem dickeren Kreuz.

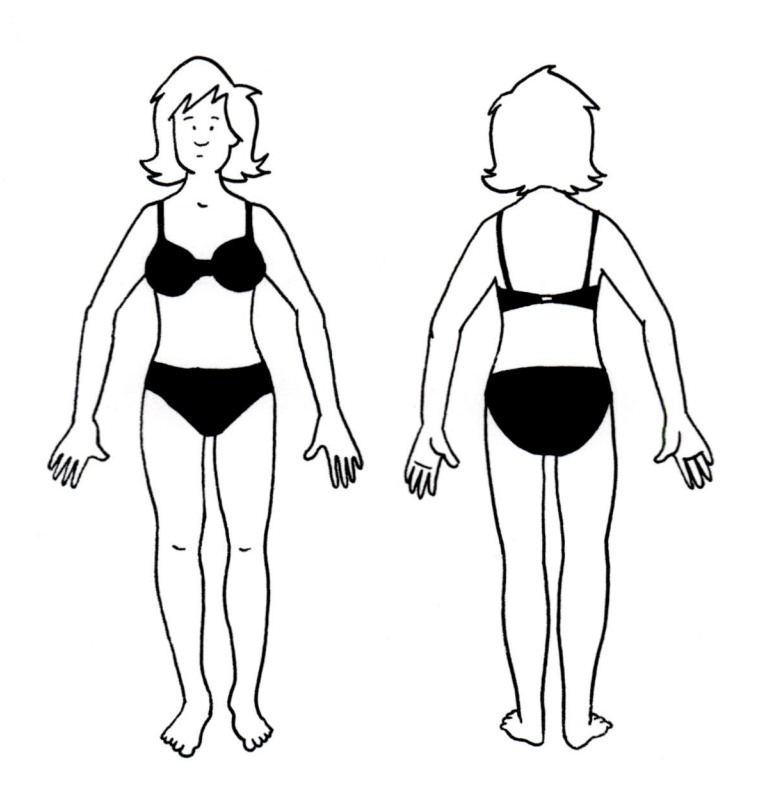

1.2 Schmerzintensität   Sich selbst kennen lernen

1.2.1 Bitte kreuzen Sie auf der Schmerzskala an, wie stark Ihre Schmerzen durchschnittlich sind:

IN RUHE

keine Schmerzen   stärkste vorstellbare Schmerzen

IN BEWEGUNG

keine Schmerzen   stärkste vorstellbare Schmerzen

1.2.2 Welche Schmerzstärke wäre für Sie nach Beendigung der Schmerztherapie erträglich?

IN RUHE

keine Schmerzen　　　　　　　　　　　　　　　　stärkste vorstellbare Schmerzen

IN BEWEGUNG

keine Schmerzen　　　　　　　　　　　　　　　　stärkste vorstellbare Schmerzen

1.3 Schmerzqualität　　　　　　　　　　　　　　Sich selbst kennen lernen

1.3.1 Bitte beschreiben Sie die Art ihrer Schmerzen **so genau wie möglich**:
Es fühlt sich an, als wenn …

_____
_____
_____

1.3.2 Bitte umkringeln Sie die Wörter, die auf Ihre Schmerzen zutreffen:

brennend	kribbelnd	scharf	beißend	schwer
beängstigend	kühl	scheußlich	einschießend	tief
heiß	ausbreitend	wund	kalt	dehnend
klopfend	drückend	hart	quälend	glühend
kneifend	unerträglich	pulsierend	ermüdend	elend
kratzend	dumpf	unangenehm	reißend	juckend
schneidend	oberflächlich	prickelnd	eng	....
stechend	hämmernd	warm	schreiend	....
entnervend	grausam	lähmend	mörderisch	
schrecklich	zermürbend	sprunghaft	ziehend	

HOBS – Handlungsorientierte Beratung für Schmerzpatienten

1.4 Schmerzrhythmus　　　　　　　　　　　　　　　　*Sich selbst kennen lernen*

1.4.1 Wie häufig treten die Schmerzen auf?
- ❏ mehrmals im Monat
- ❏ mehrmals in der Woche
- ❏ einmal täglich
- ❏ mehrmals täglich
- ❏ dauernd
- ❏ _____

1.4.2 Auf welche Art und Weise treten die Schmerzen auf?
- ❏ plötzlich
- ❏ anfallsartig
- ❏ langsam
- ❏ schleichend
- ❏ wellenartig
- ❏ _____

1.5 Schmerzursache　　　　　　　　　　　　　　　　*Entstehung von Schmerzen*

1.5.1 Welche Ursache halten Sie persönlich für ihre Schmerzen am wahrscheinlichsten?
_____
_____
_____

1.6 Schmerzbeeinflussung

1.6.1 Bitte beschreiben Sie **so genau wie möglich**, wodurch sich Ihre Schmerzen verbessern, bzw. was sie selber dafür tun können:　　　*Sich selbst kennen lernen*
(z. B. schlafen, spazieren gehen, durch Wärme, Kälte, Medikamente, Ablenkung …)
_____
_____
_____

1.6.2 Bitte beschreiben Sie **so genau wie möglich**, wodurch sich Ihre Schmerzen verschlimmern:　　　　　　　　　　　　　　　　　　　*Sich selbst kennen lernen*
(z. B. durch Wärme, Kälte, nach oder bei bestimmten Tätigkeiten …)
_____
_____
_____

1.6.3 Nehmen Sie zurzeit Medikamente gegen die Schmerzen ein? **Medikamente**
Bitte machen Sie hierzu genaue Angaben:

Medikament	Dosis / Art (Tabletten, Tropfen, Zäpfchen …)	Wie oft pro Tag?	Wann?	Wie wirksam? 0 = nicht wirksam 1 = wenig wirksam 2 = gut wirksam
Schmerzmittel X	500 mg pro Tablette	3x1	7, 15, 22 Uhr	1

1.6.4 Welche Medikamente, Behandlungen oder Therapien haben Sie in der Vergangenheit gegen den Schmerz bekommen oder welche anderen Maßnahmen haben Sie unternommen? **Medizinische Hilfe / Eigenverantwortung**

Zeitraum	Medikamente / Behandlung / Operation / Sportart /, Entspannungstechnik etc.	Wie wirksam? 0 = nicht wirksam 1 = wenig wirksam 2 = gut wirksam

1.6.5 Bitte beschreiben Sie am Beispiel eines Tages, was Sie von morgens bis abends essen und trinken: **Ernährung**

_____

_____

_____

1.6.6 Wie viele verschiedene Ärzte haben Sie bezüglich Ihrer Schmerzen bereits aufgesucht? *Medizinische Hilfe*

❏ keine ❏ ca. _____

1.6.7 Bei welchen Ärzten und Therapeuten waren Sie aufgrund Ihrer Schmerzen bereits in Behandlung? *Medizinische Hilfe*

_____
_____
_____

1.6.8 Wer konnte Ihnen gut, wer weniger gut helfen? *Medizinische Hilfe*

_____
_____
_____

Teil 2 – Auswirkungen der Schmerzen

Wie denken Sie über folgende Aussagen?
Bitte kreuzen Sie bei jeder Aussage nur 1 Kästchen an:

2.1 Bedeutung von Schmerzen

2.1.1	Stimme voll zu	stimme etwas zu	stimme eher nicht zu	stimme gar nicht zu
Schmerzen sind ein Warnsignal des Körpers Entstehung von Schmerzen				
Körperliche Schmerzen hängen immer mit einer Art der körperlichen Schädigung zusammen Entstehung von Schmerzen				
Die Stärke der Schmerzen hängt von der Größe der körperlichen Schädigung ab Entstehung von Schmerzen				
Jemand der Schmerzen hat ist krank Psychische Belastung				
Es ist möglich Schmerzen durch Gedanken zu beeinflussen Psychische Belastung / Eigenverantwortung				
Schmerzmittel machen körperlich und / oder psychisch abhängig Medikamente				
Ich glaube, dass alternative Methoden wie Akupunktur oder Hypnose wirksam gegen Schmerzen sind Medizinische Hilfe				
Schmerzen sind nicht messbar Sich selbst kennen lernen				
Zwei gleiche Verletzungen können bei zwei verschiedenen Menschen unterschiedlich starke Schmerzen auslösen Entstehung von Schmerzen				
Jemand der Schmerzen hat sollte sich schonen Aktiv trotz Schmerz / Rückzugsverhalten				
Gegen Gelenkschmerzen hilft Ruhigstellung Aktiv trotz Schmerz / Gelenkschutz				
Es ist möglich, dass man sich seine Schmerzen einbildet Psychische Belastung				
Bei länger andauernden Schmerzen kann sich ein Schmerzgedächtnis bilden Entstehung von Schmerzen				

2.2 Umgang mit Schmerzen und deren Einfluss auf Lebensgewohnheiten

2.2.1	Stimme voll zu	stimme etwas zu	stimme eher nicht zu	stimme gar nicht zu
Ich selbst habe keinen Einfluss auf meine Schmerzen und bin hilflos ausgeliefert Eigenverantwortung				
Durch die Schmerzen habe ich meine Lebensfreude verloren Lebensfreude wieder finden				
Ich schone mich, wenn ich Schmerzen habe Aktiv trotz Schmerz				
Wenn ich Schmerzen habe, nehme ich ein Schmerzmittel Medikamente				
Wenn ich gestresst bin, habe ich stärkere Schmerzen Psychische Belastung				
Ich kann mich gut von meinen Schmerzen ablenken Aktiv trotz Schmerz				
Wenn ich Schmerzen habe, nehme ich fremde Hilfe gerne an Hilfe aus dem privaten Umfeld				
Andere Leute nehmen meine Schmerzen oft gar nicht ernst Familie und Freunde				
Auf mich wird Rücksicht genommen, wenn ich Schmerzen habe Familie und Freunde				
Durch die Schmerzen habe ich weniger Kontakte zu anderen Mensches als vorher Rückzugsverhalten vermeiden				
Ich tausche mich mit anderen Menschen aus, denen es geht wie mir Kontakt zu anderen Betroffenen				

2.2.2 Welche, für Sie wichtigen Aktivitäten und Aufgaben können Sie aufgrund von Schmerzen oft nicht ausführen? Sich selbst kennen lernen

_____

_____

2.2.3 Welche Verpflichtungen haben Sie, die Sie zurzeit nicht oder nur mit großer Anstrengung ausführen können? Sich selbst kennen lernen / Hilfe aus dem privaten Umfeld

_____

_____

2.3 Ein Blick in die Zukunft

2.3.1 Was glauben Sie persönlich, wie sich ihre Erkrankung und die Schmerzen in Zukunft entwickeln werden? Psychische Belastung / Lebensfreude wieder finden

_____
_____
_____
_____
_____

2.3.2 Welche Ziele möchten Sie gerne für sich erreichen? Welche Aktivitäten möchten Sie beschwerdefrei oder mit geringen Einschränkungen ausüben können?
für die Zielentwicklung nutzen

_____
_____
_____
_____
_____
_____

2.3.3 Was erwarten Sie von der ergotherapeutischen Schmerzberatung?
Eigenverantwortung

_____
_____

2.3.4 Die Wunderfrage: Nehmen Sie an, es geschieht ein Wunder und Sie sind plötzlich beschwerdefrei. Woran erkennen Sie für sich, dass es Ihnen wieder richtig gut geht?
für die Zielentwicklung nutzen

_____
_____
_____

Die folgende Seite 59 ist das Deckblatt der Beratungskarten, die der Klient erhält. Die Beratungskarten sind im DIN A5 – Querformat gestaltet. Eine linke und rechte Buchseite ergeben die Vorder- und Rückseite einer Beratungskarte.
Bitte verwenden Sie mindestens 120g-Papier zum Ausdrucken der Karten.
Tipp: Bewahren Sie die gedruckten Beratungskarten in einem Karteikasten auf!

Wichtig: Bitte beachten Sie, dass Sie dem Klienten nur die Beratungskarten aushändigen, die Sie mit ihm besprochen haben.
Es werden nur die Beratungskarten besprochen, die inhaltlich für die individuelle Situation des Klienten sinnvoll sind.

Heften Sie die verwendeten Karten und das Deckblatt für den Klienten mit einem Heftstreifen zusammen.

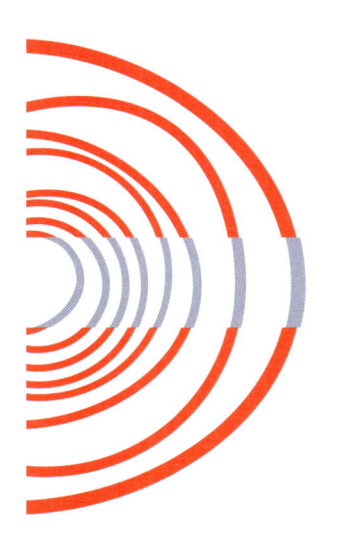

HOBS-Beratungskarten

Meine Beratungsinhalte und Therapieziele:

Name:

Therapeut/in:

Zeitraum der Beratung:

Entstehung von chronischen Schmerzen

- Akuter Schmerz = Warnsignal
- Chronifizierungsgefahr durch unterschiedliche Faktoren
- Schmerzgedächtnis
- Geringere Schmerzgrenze nach Verletzung
- Prävention

Was kann ich tun, um der Chronifizierung meiner Schmerzen entgegen zu wirken?

_____
_____
_____
_____

© **HOBS** – Handlungsorientierte Beratung für Schmerzpatienten

Entstehung von chronischen Schmerzen – Informationen

Akuter Schmerz ist ein wichtiges Warnsignal Ihres Körpers, welcher sie vor drohenden Schädigungen schützen soll und die Heilung einer bereits bestehenden Verletzung oder Krankheit durch Ihr verändertes Verhalten fördern soll. Wenn verschiedene, ungünstige Faktoren zusammenkommen, kann sich der Schmerz jedoch chronifizieren. Wenn der Schmerz sehr intensiv und präsent im Bewusstsein ist, kann es sein, dass das Nervensystem sich an den Schmerz gewöhnt und lernt, dass er immer vorhanden ist. Es entsteht ein Schmerzgedächtnis, das im schlimmsten Fall zu dauerhaften Schmerzen führt. Zudem senkt der Körper als „Selbstschutz" seine Belastungsgrenze, nachdem eine Körperregion verletzt wurde. Dann meldet der Körper als Warnung schon Schmerzsignale, auch wenn keine Schädigung vorhanden ist. Also kann es sein, dass Sie Schmerzen haben, obwohl alles in Ordnung ist und Sie sich richtig verhalten haben.

Um Ihre Schmerzen also zukünftig einordnen zu können und zu wissen, wie Sie sich am besten verhalten, empfehlen wir Ihnen, dass Sie sich über die Entstehung von chronischem Schmerz informieren und Maßnahmen zur Vorbeugung oder Behandlung ergreifen.

Ihr/e Ergotherapeut/in wird Ihnen alle für Sie wichtigen Informationen geben.

© **HOBS** – Handlungsorientierte Beratung für Schmerzpatienten

Medizinisch-therapeutische Hilfe

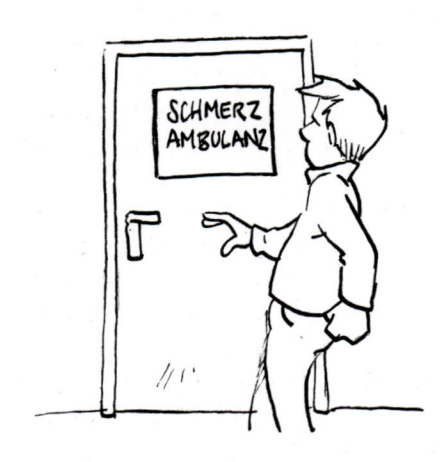

- Der richtige Ansprechpartner
- „Schmerz-Experten" finden (Schmerzambulanz / -klinik / -therapeut)
- Austausch der Berufsgruppen fordern
- Vorbereitung auf das Gespräch mit dem Arzt

An welchen Arzt, welche Einrichtung werde ich mich wenden?

_____

_____

© HOBS – Handlungsorientierte Beratung für Schmerzpatienten

Medizinisch-therapeutische Hilfe – Informationen

Ärzte und Therapeuten sind für Ihre medizinische Behandlung sehr wichtig. Sie verfügen über Fachwissen und Erfahrungen, die für Ihre Behandlung bedeutungsvoll sind. Sicherlich werden Sie bereits aufgrund Ihrer Schmerzen medizinisch betreut. Fragen Sie sich, ob Sie mit Ihrer Behandlung zufrieden sind und ob Sie sich gut betreut fühlen. Haben Sie vielleicht schon mehrere Ärzte aufgesucht und noch nicht den Richtigen gefunden? Sind Sie womöglich von Mal zu Mal immer unsicherer geworden?

Es gibt Fachärzte, deren Praxis von der kassenärztlichen Vereinigung als „Schwerpunktpraxis für Schmerztherapie" zugelassen ist und Schmerzambulanzen bzw. spezielle Einrichtungen in Krankenhäusern. Sie sollten diese Stellen aufsuchen, wenn Ihr Schmerz schon länger existiert, schwer behandelbar ist und sich als Hauptproblem in Ihrem Leben darstellt. Ihr/e Ergotherapeut/in wird Ihnen bei der Suche nach dem richtigen Experten behilflich sein.

Bevor Sie wichtige Entscheidungen bezüglich einer Therapie, z. B. einer Operation treffen, ist es sinnvoll, nicht nur eine ärztliche Meinung einzuholen, sondern sich eventuell noch an einer anderen Stelle zu informieren. Vermeiden Sie es jedoch, immer wieder neue Ärzte zu konsultieren. Es führt zu unnötiger Verunsicherung und bringt nicht die erhoffte Erlösung von den Schmerzen.

Stellen Sie selber Forderungen, z. B. bezüglich der Verordnung von Schmerzmitteln, und lassen Sie sich Zusammenhänge, die Sie nicht verstehen, erklären. Sie selbst kennen sich am besten, weshalb Ihre Stimme in der Entscheidung über geeignete Therapien sehr wichtig ist. Es kann hilfreich sein, sich vor dem Arztbesuch einige Notizen oder Fragen aufzuschreiben und diese mit in die Sprechstunde zu nehmen, damit Sie diese nicht vergessen und dem Arzt signalisieren: Ich habe noch Fragen. Fordern Sie außerdem den Austausch der einzelnen Berufsgruppen ein, so dass Informationen nicht nur durch Sie weitergegeben werden, sondern der Arzt sich mit dem Therapeuten abspricht.

© HOBS – Handlungsorientierte Beratung für Schmerzpatienten

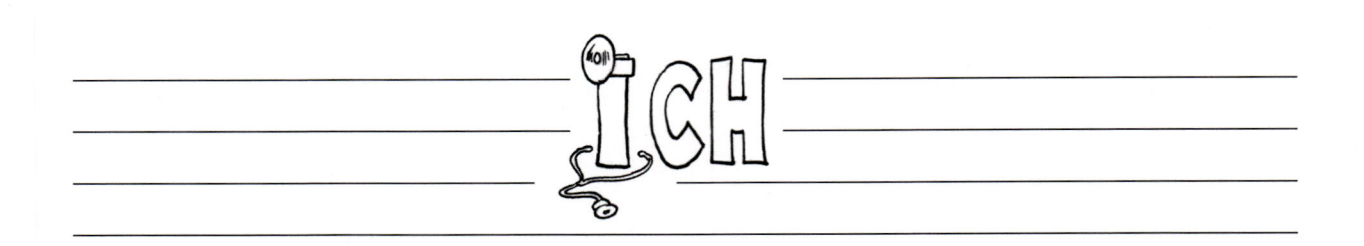

Eigenverantwortung

- Sie haben Einfluss auf Ihre Schmerzen
- Sie kennen sich selbst am besten

Wie kann ich Einfluss auf meine Schmerzen nehmen?

_____ ICH _____
_____   _____
_____   _____
_____

© HOBS – Handlungsorientierte Beratung für Schmerzpatienten

Eigenverantwortung – Informationen

Sie kennen sich selbst am besten! Geben Sie die Verantwortung für die Behandlung Ihrer Schmerzsymptomatik nicht an Ärzte und Therapeuten ab. Sie selbst müssen mit den Schmerzen leben und damit umgehen lernen. Deshalb ist es wichtig herauszufinden, wie Sie selber Einfluss auf Ihr Schmerzerleben nehmen können. Sie selber sind der Experte für Ihren Körper und sollten Ihre Erfahrungen mitteilen. Nur durch eine enge Zusammenarbeit mit Ihnen können Ärzte und Therapeuten Ihnen helfen.

© HOBS – Handlungsorientierte Beratung für Schmerzpatienten

Schmerzmittel

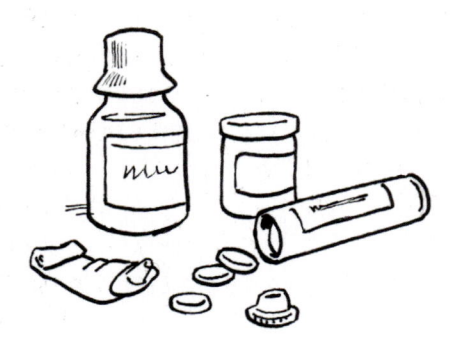

- Positive Wirkung bei akuten Schmerzen
- Minderung von körperlichem Stress (verbesserte Wundheilung)
- Prävention von chronischen Schmerzen (Vermeidung der Entstehung eines Schmerzgedächtnisses)
- Vorbeugende, regelmäßige Einnahme (gegen Suchtgefahr)

Absprache mit dem Arzt zur Medikamenteneinnahme: Welches Präparat nehme ich in welcher Dosierung und Häufigkeit?

_____

_____

_____

HOBS – Handlungsorientierte Beratung für Schmerzpatienten

Schmerzmittel – Informationen

Schmerzen sollten nicht als unabwendbares Schicksal hingenommen werden. Sie beeinträchtigen die Lebensqualität erheblich und führen zu unnötigen Einschränkungen und Funktionsverlusten. Schmerzmittel tragen, richtig dosiert und eingesetzt, zur Prävention von chronischen Schmerzen bei. Besonders bei akuten Schmerzen haben sie eine überwiegend positive Funktion. Sie bekämpfen die unangenehmen Nebenwirkungen von Schmerz, z. B. das negative emotionale Erleben oder den körperlichen Stress, der wiederum die Wundheilungskräfte mindert. Weiterhin kann sich bei medikamentös bedingter Schmerzreduzierung das Schmerzgedächtnis nicht in dem Maß entwickeln wie ohne Medikation. Keinesfalls sollten die Medikamente nach Bedarf genommen werden, also dann, wenn die Schmerzen wieder stärker werden. In dem Fall braucht man nämlich eine höhere Dosis, als wenn man ständig einen gewissen „Spiegel" im Blut aufrecht erhält. Die Suchtgefahr ist bei gleichmäßiger Einnahme nicht in dem Maße gegeben, da die Medikamenteneinnahme und die Schmerzlinderung nun nicht mehr in direkten Zusammenhang gebracht werden.

Scheuen Sie sich also nicht vor der Einnahme, sofern auch Ihr Arzt Ihnen dazu rät. Denn gut gemeinte Tapferkeit kann Ihnen eher schaden als nutzen.

Besonders sinnvoll sind die lokale Betäubung eines frisch operierten Körperteils vor, während und nach dem Eingriff und die anschließende Einnahme von Schmerzmitteln in den folgenden Tagen. Studien belegen ein wesentlich geringeres Risiko der Entwicklung von chronischen Schmerzen. Lassen Sie sich also vor einer Operation von dem Anästhesisten dazu beraten.

© **HOBS** – Handlungsorientierte Beratung für Schmerzpatienten

Familie und Freunde

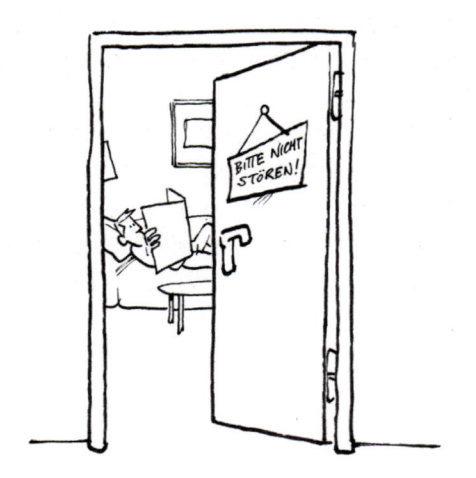

- Mitbelastung von Familie und Freunden
- Verunsicherte Helfer
- Wünsche und Erwartungen klären

Was kann ich tun, um ein verbessertes gegenseitiges Verständnis zu erreichen?

_____

_____

_____

© HOBS – Handlungsorientierte Beratung für Schmerzpatienten

Familie und Freunde – Informationen

Für Ihr Umfeld ist Ihre momentane gesundheitliche Situation genauso ein ungewohnter und/oder neuer Zustand wie für Sie selbst. Einerseits möchten Ihre Bezugspersonen Ihnen helfen und Ihnen viele Dinge abnehmen, um Sie zu schonen. Andererseits wissen sie vielleicht häufig nicht, welche Unterstützung und wie viel Zuwendung Sie sich von ihnen wünschen. Zeigen Sie ihnen deutlich, ob und wo Sie Hilfe benötigen.
Es ist wichtig, dass nicht nur Sie selbst Ihre Wünsche und Erwartungen aussprechen, sondern auch, dass Ihre Angehörigen die Möglichkeit dazu haben. Geben Sie Ihrer Familie auch die Gelegenheit, sich zurückzuziehen und sich Freiräume zu schaffen.

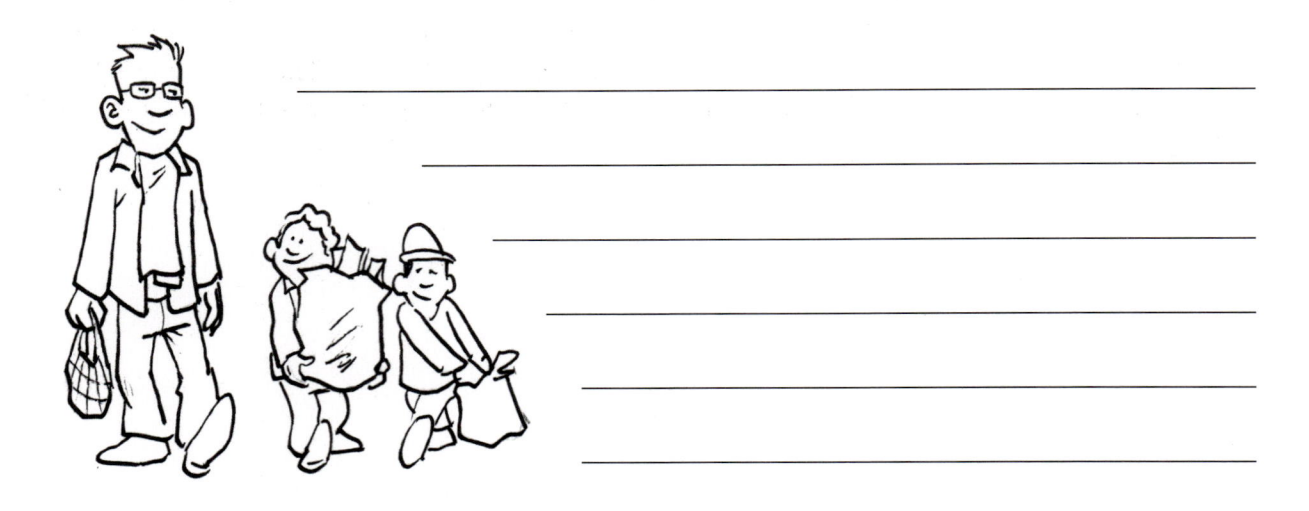

Hilfe aus dem privaten Umfeld

- So viel Hilfe wie nötig, so wenig Hilfe wie möglich von anderen annehmen

*Welche Tätigkeiten überfordern mich? Was kann ich anders organisieren?
Wen kann ich um Hilfe bitten?*

HOBS – Handlungsorientierte Beratung für Schmerzpatienten

Hilfe aus dem privaten Umfeld – Informationen

Durch Ihre momentane Situation können Sie nicht mehr alle für Sie wichtigen Aktivitäten in gewohnter Weise ausführen. Vielleicht brauchen Sie bei manchen Tätigkeiten Hilfe. Zunächst sollten Sie darüber nachdenken, wie Sie mit dieser Situation umgehen: Bitten Sie andere Menschen um Hilfe und nehmen Sie sie gerne an, wenn Sie gefragt werden? Oder versuchen Sie meistens, alles alleine zu schaffen? Ist es Ihnen unangenehm andere zu fragen, oder fühlen Sie sich denjenigen gegenüber verpflichtet?
Versuchen Sie, so viel Hilfe wie nötig, aber so wenig wie möglich in Anspruch zu nehmen. Für viele Aktivitäten benötigen Sie vielleicht mehr Zeit, können sie aber alleine durchführen. Es wird Ihrer Gesundheit gut tun, wenn Sie so viel wie möglich selber tun, solange Sie sich dabei nicht überfordern. Sie sollten das richtige Maß von Aktivität und Ruhe finden und darüber nachdenken, welche Dinge Sie in Ihrem Leben anders organisieren können.

© HOBS – Handlungsorientierte Beratung für Schmerzpatienten

Sich selbst kennen lernen

- Schmerzskala einsetzen
- Schmerztagebuch führen
(Fortschritte sichtbar machen;
Schmerzverstärkende/
-lindernder Tätigkeiten
herausfinden)

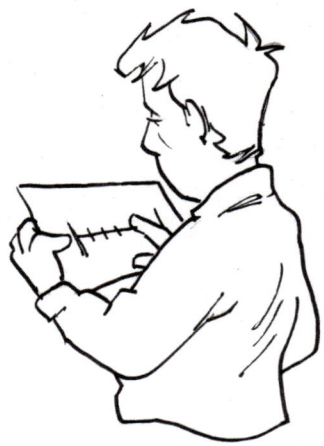

Organisation der Schmerzdokumentation: Wie oft und bei welchen Tätigkeiten wird der Schmerz gemessen und dokumentiert? Welcher Wert auf der Schmerzskala wird angestrebt?

_____
_____
_____
_____

HOBS – Handlungsorientierte Beratung für Schmerzpatienten

Sich selbst kennen lernen – Informationen

Sie sind sich selbst der Nächste und kennen Ihren Körper und seine Reaktionen am besten. Auf einer Messskala können Sie Ihren individuell empfundenen Wert einstellen und ablesen. So wird Ihr subjektives Empfinden, was sonst schwer zu beschreiben ist, nach außen sichtbar gemacht. Sie können Therapieziele in Form eines Wertes formulieren, den Sie zu ertragen bereit wären. Daraufhin kann Ihr Arzt z. B. die Schmerzmedikation abstimmen. Ihr/e Ergotherapeut/in wird Sie bezüglich Ihrer alltäglichen Handlungen beraten. Die Führung eines Schmerztagebuches kann Ihnen zusätzlich dabei helfen, herauszufinden, welche Tätigkeiten oder Lebensgewohnheiten die Schmerzen verstärken und welche sie lindern. Außerdem können Sie durch das Führen des Tagebuchs Fortschritte und Veränderungen sichtbar machen.

© HOBS – Handlungsorientierte Beratung für Schmerzpatienten

Belastungsgrenzen erhöhen

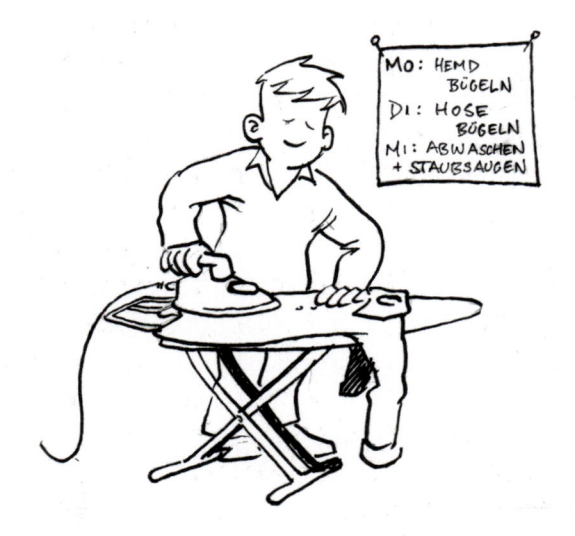

- Belastungsgrenze festlegen (z. B. 10 Minuten Gehen)
- Erreichbare Handlungsziele setzen
- Zeitmanagement: Belastungs- / Entlastungsphasen planen

Welche Handlungen werde ich nach dem „Steigerungsprinzip" ausführen?

_____
_____
_____
_____

© HOBS – Handlungsorientierte Beratung für Schmerzpatienten

Belastungsgrenzen erhöhen – Informationen

Ein wichtiges Ziel ist für Sie wahrscheinlich die Schmerzfreiheit bzw. -linderung. Es wird Ihnen nach dem heutigen Stand der Medizin eventuell nicht möglich sein, von heute auf morgen schmerzfrei zu leben. Deshalb sollten Sie einen ertragbaren Richtwert auf der Schmerzskala festlegen, der für Sie erreichbar und tolerierbar ist. Das Ziel ist es, trotz Schmerzen wieder aktiv am Leben teilzunehmen. Die größte Hoffnung setzen wir nach den neuesten Erkenntnissen aus der Schmerzforschung auf das „Pacing" (schrittweise Einteilung). Hier wird die Belastung innerhalb von Handlungen allmählich gesteigert. Dadurch soll der Körper seine Überempfindlichkeit gegenüber nicht schädlichen Belastungen verlieren. Sie sollten entscheiden, welche Handlungen Sie zukünftig wieder ausführen möchten. Überlegen Sie gemeinsam mit Ihrem Ergotherapeuten / Ihrer Ergotherapeutin, ob und wie dies erreichbar ist. Zunächst wird Ihre derzeitige Belastungsgrenze für die Tätigkeit festgelegt, z. B. 10 Minuten Gehen. Steigern Sie in der folgenden Woche die Zeit des Gehens in kleinen, sanften Schritten, zum Beispiel auf 10,5 oder 11 Minuten. Auf diese Weise wird Ihre Belastungsgrenze langsam wieder auf ein normales Maß erhöht. Steigern Sie die Dauer jedoch keinesfalls zu schnell, da Sie damit das Gegenteil bewirken würden und die Belastungsgrenze sogar noch weiter sinken kann als vorher. Weiterhin sollten Sie ihre Zeit in aktive und ruhige Phasen einteilen, um sich dauerhaft vor Überlastungen zu schützen.

© **HOBS** – Handlungsorientierte Beratung für Schmerzpatienten

Aktiv trotz Schmerz

- Verändertes Leben durch Schmerzen
- Fäden in die Hand nehmen
- Schmerzhemmung durch Aktivität

Welche Aktivitäten möchte ich trotz des Schmerzes ausführen?

_____   _____
_____   _____
_____   _____
_____   _____
_____   _____

© **HOBS** – Handlungsorientierte Beratung für Schmerzpatienten

Aktiv trotz Schmerz – Informationen

Wahrscheinlich haben Sie die Erfahrung gemacht, dass der Schmerz einen großen Einfluss auf Ihr tägliches Leben hat. Sie fühlen sich von ihm beherrscht und richten sich nach ihm: „Ist der Schmerz zu groß, dann bleibe ich dieses Wochenende zu Hause.", „Ich habe wieder solche Schmerzen, ich kann leider nicht mitkommen." Versuchen Sie, den Spieß umzudrehen. Bestimmen Sie, was Sie machen möchten und versuchen Sie, den Schmerz Ihrem Willen zu unterwerfen: „Ich komme mit. Ich versuche es. Ich kann immer noch nach Hause gehen, wenn ich es nicht aushalte ..." Häufig sorgt sogar die ablenkende Wirkung einer Unternehmung oder Aufgabe dafür, dass der Schmerz verringert wird.

Außerdem gibt es auch auf körperlicher Ebene positive Eigenschaften der Aktivität. Bei Bewegung werden schmerzhemmende Einflüsse aktiv. In Ruhe, z. B. auf dem Sofa liegend, jedoch nicht.

Bewegungsmangel ist sogar häufig eine der Ursachen, die zur Entstehung von Gelenkschmerzen führen. Aus Angst vor noch stärkeren Schmerzen werden viele Patienten dazu verleitet sich zu schonen, obwohl der Körper genau das Gegenteil braucht.

© HOBS – Handlungsorientierte Beratung für Schmerzpatienten

Lebensfreude wieder finden

- Positives Erleben durch Aktivitäten
- Neues ausprobieren
- Alte Gewohnheiten aufgeben

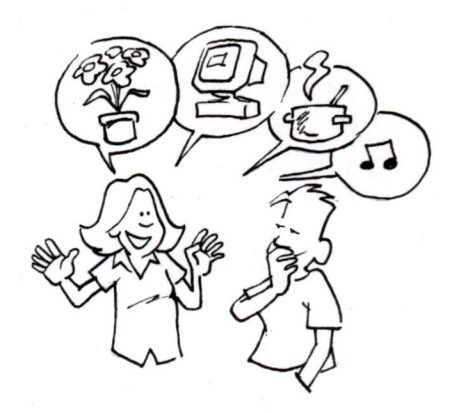

Welche Aktivitäten möchte und kann ich wieder aufnehmen? Welche neuen Dinge werde ich ausprobieren?

_____
_____
_____
_____

© **HOBS** – Handlungsorientierte Beratung für Schmerzpatienten

Lebensfreude wiederfinden – Informationen

Der anhaltende Schmerz kann Ihnen Aktivitäten erschweren und die Freude daran nehmen. Dies kann dazu führen, dass Sie immer weniger Dinge tun, die Ihnen Spaß machen. Sie werden zunehmend passiv und hilflos. Dadurch nehmen Sie Ihre Schmerzen noch intensiver wahr, da Ihnen die Ablenkung davon fehlt. Versuchen Sie diesen Teufelskreis zu durchbrechen, indem Sie Dinge finden, die Ihnen Spaß und Freude bereiten und dabei Ihren Körper nicht überlasten. Nicht immer ist es sinnvoll, an Tätigkeiten, die Ihnen früher viel Spaß gemacht haben, festzuhalten. Probieren Sie etwas Neues aus! Ein Tapetenwechsel (im übertragenen, wie auch im wahrsten Sinnes des Wortes verstanden) kann Wunder bewirken. Veränderungen in der Umgebung, am eigenen Körper oder Verhalten machen auch ein verändertes, schmerzfreieres Erleben leichter. Durch die neuen Reize funktioniert Ihr Denken und Fühlen nicht nach den altbekannten Mustern. Es kommt zu veränderten Verschaltungen im Gehirn und somit zu einer Unterbrechung der eingefahrenen Schmerzwahrnehmung. Geben Sie in diesem Moment auch den positiven Gedanken mehr Raum und verbinden Sie ihre neuen Aktivitäten mit positivem Erleben. Überlegen Sie gemeinsam mit Ihrer Ergotherapeutin / Ihrem Ergotherapeuten, welche schönen Dinge Sie trotz leichter bis mäßiger Schmerzen tun können, ohne sich selbst zu schaden.

HOBS – Handlungsorientierte Beratung für Schmerzpatienten

Rückzugsverhalten vermeiden

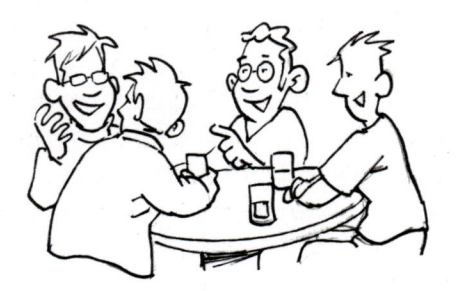

- Rückzug durch Schmerz?
- Kontakt zu anderen Menschen = Ablenkung
- Mitteilung von Befindlichkeit tut gut; kann manche Mitmenschen aber überfordern

Mit wem verbringe ich gerne meine Zeit? Mit vielen oder lieber wenigen Leuten? Mit wem kann ich gut reden? Wer tut sich eher schwer, mich zu verstehen?

_____
_____
_____
_____

© **HOBS** – Handlungsorientierte Beratung für Schmerzpatienten

Rückzugsverhalten vermeiden – Informationen

Versuchen Sie, trotz der bestehenden Schmerzen, sich nicht von Ihrem Familien- und Freundeskreis zu isolieren. Das Zusammensein mit anderen Menschen hat eine ablenkende Funktion, so dass die Schmerzen in diesen Momenten als nicht so dominant empfunden werden. Suchen Sie sich Personen aus, mit denen Sie sich wohl fühlen. Wenn Ihnen größere Gruppen Stress bereiten, dann treffen Sie sich mit einzelnen Leuten. Pflegen Sie Ihre Kontakte in der Form, die Ihnen angenehm ist. Sie werden sehen, dass andere Menschen Sie auf andere Gedanken bringen können und der Schmerz für einige Zeit in den Hintergrund rückt.

Beachten Sie, dass Ihre Mitmenschen zwar daran interessiert sind, wie es Ihnen geht, es Ihnen selbst aber nicht unbedingt hilft, wenn Sie häufig von ihren Schmerzen erzählen. Dadurch bekommt der nicht gewollte Schmerz zu viel Aufmerksamkeit. Andere Gesprächsinhalte lenken Sie davon ab und lassen andere für Sie wichtige Lebensbereiche wieder in den Vordergrund treten. Teilen Sie also lieber kurz Ihr Befinden mit und unterhalten Sie sich dann über andere Dinge. Falls Ihr Gegenüber mehr wissen möchte, wird er Sie schon danach fragen.

© **HOBS** – Handlungsorientierte Beratung für Schmerzpatienten

Psychische Belastung

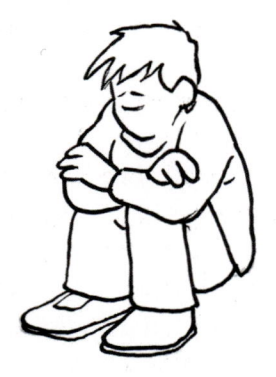

- Schmerz hat Einfluss auf Gedanken, Gefühle und Stimmungslage (Teufelskreis)
- Lösungsstrategien mit professioneller Hilfe entwickeln (Kreislauf unterbrechen)
- Seelischer Schmerz tut auch weh – im Herzen oder an anderer Stelle

Wie kann ich mich selber entlasten? Welche Hilfe kann ich von Anderen in Anspruch nehmen? Bin ich psychisch belastet? Ist dies Ursache oder Folge meines Schmerzes?

_____
_____
_____
_____

© HOBS – Handlungsorientierte Beratung für Schmerzpatienten

Psychische Belastung – Informationen

Psychische Belastungen können Ursache oder Folge von körperlichen Schmerzen sein. Der anhaltende Schmerz hat nicht nur negative Auswirkungen auf Ihren Körper und seine Regeneration, sondern auch auf Ihre Psyche.
Ist ein Mensch einem immer währenden Schmerz ausgesetzt, so hat dies Einfluss auf seine Gedanken, Gefühle und seine Stimmungslage.
Schmerzen werden in den seltensten Fällen mit positiven Gefühlen in Verbindung gebracht. Meistens entwickeln sich Gefühle von Stress, Macht- und Hilflosigkeit, sowie depressiver Verstimmtheit. Diese wiederum wirken sich nachteilig auf die Selbstheilungskräfte des Körpers aus. Der Schmerz verstärkt sich und ein Teufelskreis wird in Gang gesetzt. Um dagegen anzukämpfen, sollten Sie sich überlegen, ob Sie professionelle Hilfe von Psychologen oder Psychotherapeuten in Anspruch nehmen, damit diese Ihnen bei der Verarbeitung helfen. Auch Gespräche mit vertrauten Personen, anderen Betroffenen in Selbsthilfegruppen oder Beratungen bei der Stadt oder Gemeinde können hilfreich und entlastend sein.
Körper, Geist und Seele werden in der aktuellen Medizin nur noch zu schulischen Zwecken getrennt. Es ist erwiesen, dass seelischer Schmerz auch Einfluss auf das körperliche Wohlbefinden hat. Sie sollten überlegen, ob Sie vor dem Auftreten ihrer Schmerzen psychisch belastet waren. Trauer um einen Menschen, Angst vor dem Verlust der Arbeitsstelle, Unzufriedenheit mit der Lebenssituation sind Beispiele, die zu körperlichen Schmerzen führen können. Der Körper warnt den Menschen und drückt damit aus: Kümmere Dich um mich, auch um meine Seele!

© **HOBS** – Handlungsorientierte Beratung für Schmerzpatienten

Kontakt zu anderen Betroffenen

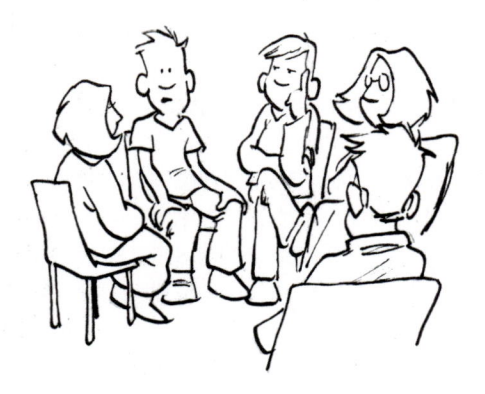

- Andere Betroffenen haben ein besseres Verständnis und Einfühlungsvermögen für Ihre Situation
- Selbsthilfegruppe / Betroffene im Bekanntenkreis
- Gemeinsame Aktivitäten (ähnliche Voraussetzungen)

Mit wem könnte ich mich über meine Situation austauschen oder gemeinsame Unternehmungen machen?

_____
_____
_____
_____

© **HOBS** – Handlungsorientierte Beratung für Schmerzpatienten

Kontakt zu anderen Betroffenen – Informationen

Keiner kann Sie besser verstehen, als ein Mensch, der Ähnliches erlebt hat wie Sie selbst! Für die Mitmenschen, die nicht unter ständigen Schmerzen leiden, ist es oft schwer nachzuvollziehen, wie Sie sich fühlen.
Der Austausch mit anderen Personen mit Schmerzen ist ein wertvoller Beitrag auf dem Weg der Bewältigung Ihrer Erkrankung. Menschen, die ähnliche Erfahrungen gemacht haben, können sich gegenseitig helfen, sich beraten und Mut machen. Oft finden sich Mitbetroffene im eigenen Freundes- oder Bekanntenkreis. Es gibt aber auch in jeder größeren Stadt Selbsthilfegruppen für Schmerzkranke. Ihr/e Ergotherapeut/in wird Ihnen bei der Suche behilflich sein. Oftmals werden neben Treffen zum gemeinsamen Austausch auch Informationsveranstaltungen zu medizinischen Themen angeboten oder gemeinsame Ausflüge geplant. Gerade die Freizeitangebote können Ihnen helfen, in einem geschützten Rahmen wieder Aktivitäten aufzunehmen.

© HOBS – Handlungsorientierte Beratung für Schmerzpatienten

Ernährung

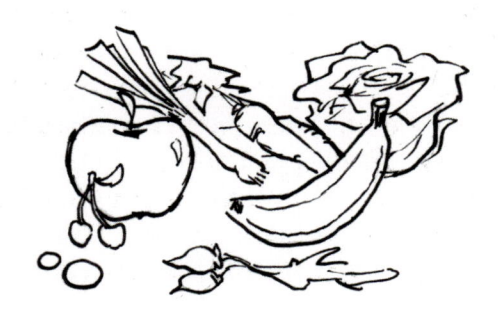

- Schmerzlinderung / -verstärkung durch bestimmte Nahrungsmittel

Was verändere ich an meiner Ernährung?

_____
_____
_____
_____

© **HOBS** – Handlungsorientierte Beratung für Schmerzpatienten

Ernährung – Informationen

Durch eine vielseitige und ausgewogene Ernährung können Sie Ihre Schmerzen positiv beeinflussen. Ein gesunder Körper regeneriert sich besser. Wenn Sie unter Gelenkschmerzen leiden, sollten Sie bestimmte entzündungsverstärkende Nahrungsmittel, wie z. B. Fleisch, Alkohol oder Zucker einschränken. Hierzu sollten Sie sich von Ihrem Arzt oder einem Ernährungsberater informieren lassen. Hilfreiche Informationen finden Sie außerdem auf den Internetseiten der Rheumaliga (www.rheuma-liga.de) und unter www.ernaehrung.de.

HOBS – Handlungsorientierte Beratung für Schmerzpatienten

Gelenkschutz

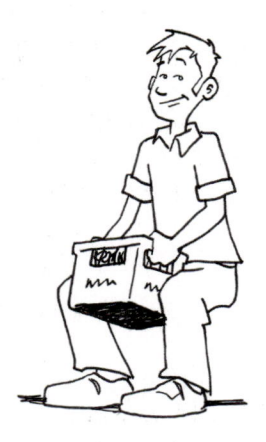

- Erhalt der Beweglichkeit durch: **Viel Bewegung, wenig Belastung!**
- Richtiges Verhalten im Alltag beim Stehen, Gehen, Tragen, Sitzen, Liegen, Greifen durch das Einhalten von Gelenkschutzregeln
- Entspannungstechniken
- Kleinschrittige Steigerungen
- Entlastung durch Hilfsmittel

Was werde ich tun, um meine Gelenke zu schonen?

_____
_____
_____
_____

HOBS – Handlungsorientierte Beratung für Schmerzpatienten

Gelenkschutz – Informationen

Schmerzen haben ihren Ursprung – aufgrund von entzündlichen oder degenerativen Veränderungen – häufig in den Gelenken. Sie können in Ruhe, aber auch in Bewegung und besonders unter Belastung der Gelenke auftreten. Trotz der bestehenden Schmerzen ist es sehr wichtig, die Beweglichkeit der Gelenke und Muskeln zu erhalten. Nur durch Bewegung wird der Knorpel mit Nährstoffen versorgt und die Muskulatur behält ihre Elastizität. Durch übermäßige Belastung kann sich ein Gelenk, das entzündet ist nicht regenerieren und/oder es wird zusätzlich geschädigt. Deshalb sollten Sie dafür sorgen, dass Sie ihre Gelenke viel bewegen, aber wenig belasten. Unter Gelenkschutzmaßnahmen werden alle Verhaltensmaßnahmen verstanden, die dafür sorgen, dass ein Gelenk nicht übermäßig beansprucht wird. Gelenkschutz ist ein schonender Einsatz des Körpers in Ruhe und Bewegung unter Berücksichtigung der physiologischen Körperhaltung und der aktuellen Belastungsgrenze. Sie sollten Ihre Gelenke nach Möglichkeit achsengerecht belasten und Spitzen- und Stoßbelastungen, sowie Drehbewegungen vermeiden. Sie erlernen für Ihre Finger eine veränderte Greiftechnik oder entlasten Ihre Wirbelsäule durch eine stärkere Gewichtsverteilung auf die Beine (siehe Bild auf der Vorderseite). Ziel ist es, die Belastung auf möglichst viele Gelenke zu verteilen und den Kraftaufwand durch die Berücksichtigung von Hebelgesetzen zu reduzieren. Eine Steigerung der Belastung zur allmählichen Erhöhung der Belastungsgrenze darf nur sehr kleinschrittig und schonend erfolgen. Ihr/e Ergotherapeut/in wird Sie diesbezüglich beraten und anleiten. Weiterhin sollten Sie mit ihr / ihm gemeinsam darüber nachdenken, welche für Sie wichtigen und gelenkbelastenden Tätigkeiten durch den Einsatz von Hilfsmitteln optimiert werden können.

© **HOBS** – Handlungsorientierte Beratung für Schmerzpatienten

HOBS-Dokumentationsbogen

Name: Datum:

Entstehung von chronischen Schmerzen ☐	
Medizinisch-therapeutische Hilfe ☐	
Eigenverantwortung ☐	
Schmerzmittel ☐	
Familie und Freunde ☐	
Hilfe aus dem privaten Umfeld ☐	
Sich selbst kennen lernen ☐	
Belastungsgrenzen erhöhen ☐	

90 HOBS – Handlungsorientierte Beratung für Schmerzpatienten

Aktiv trotz Schmerz ☐	
Lebensfreude wiederfinden ☐	
Rückzugsverhalten vermeiden ☐	
Kontakt zu anderen Betroffenen ☐	
Ernährung ☐	
Psychische Belastung ☐	
Gelenkschutz ☐	

Zufriedenheitswerte* mit Datum:

Notizen zum Beratungsgespräch:

---

* bezüglich der Schmerzen von 1 bis 10 (1 = überhaupt nicht zufrieden, 10 = sehr zufrieden)

© HOBS – Handlungsorientierte Beratung für Schmerzpatienten

12. HOBS – Schaubilder

„Das Schmerzsystem"

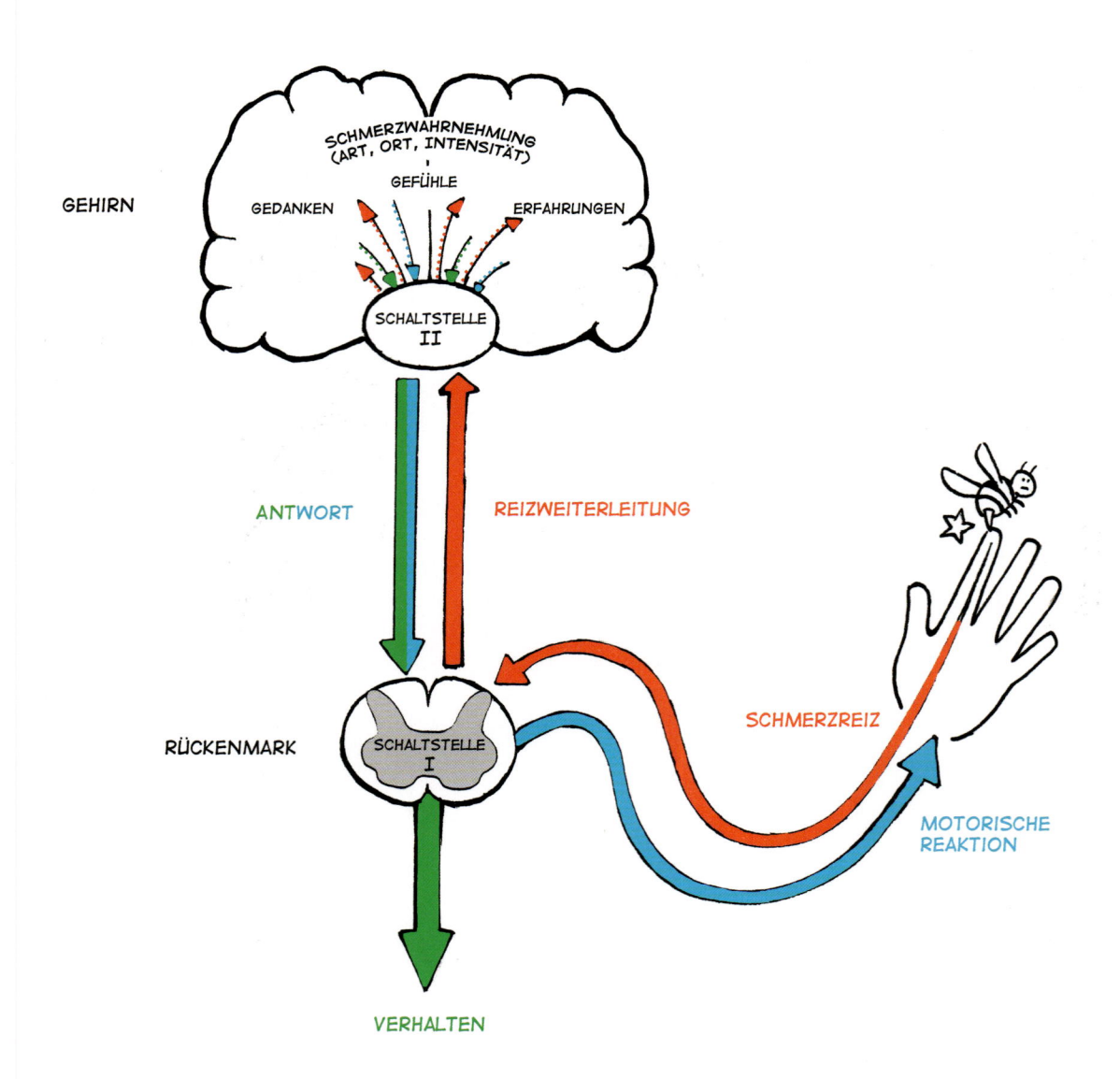

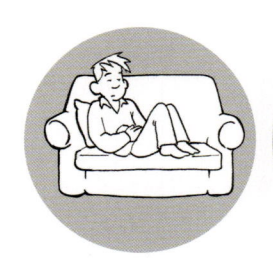

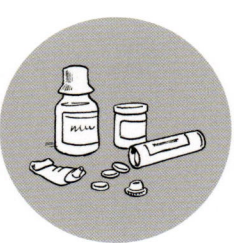

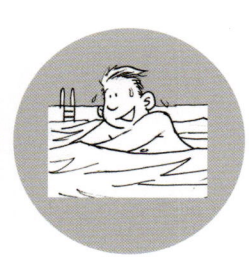

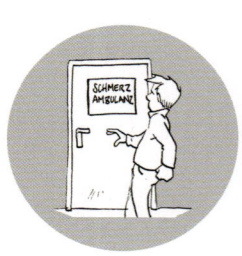

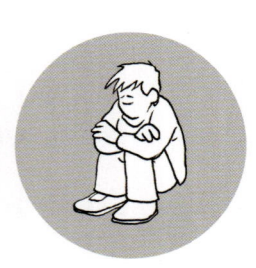

GEHIRN

SCHMERZWAHRNEHMUNG (ART, ORT, INTENSITÄT)
GEFÜHLE
GEDANKEN
ERFAHRUNGEN
SCHALTSTELLE II

ANTWORT
REIZWEITERLEITUNG

RÜCKENMARK
SCHALTSTELLE I

SCHMERZREIZ
MOTORISCHE REAKTION

VERHALTEN

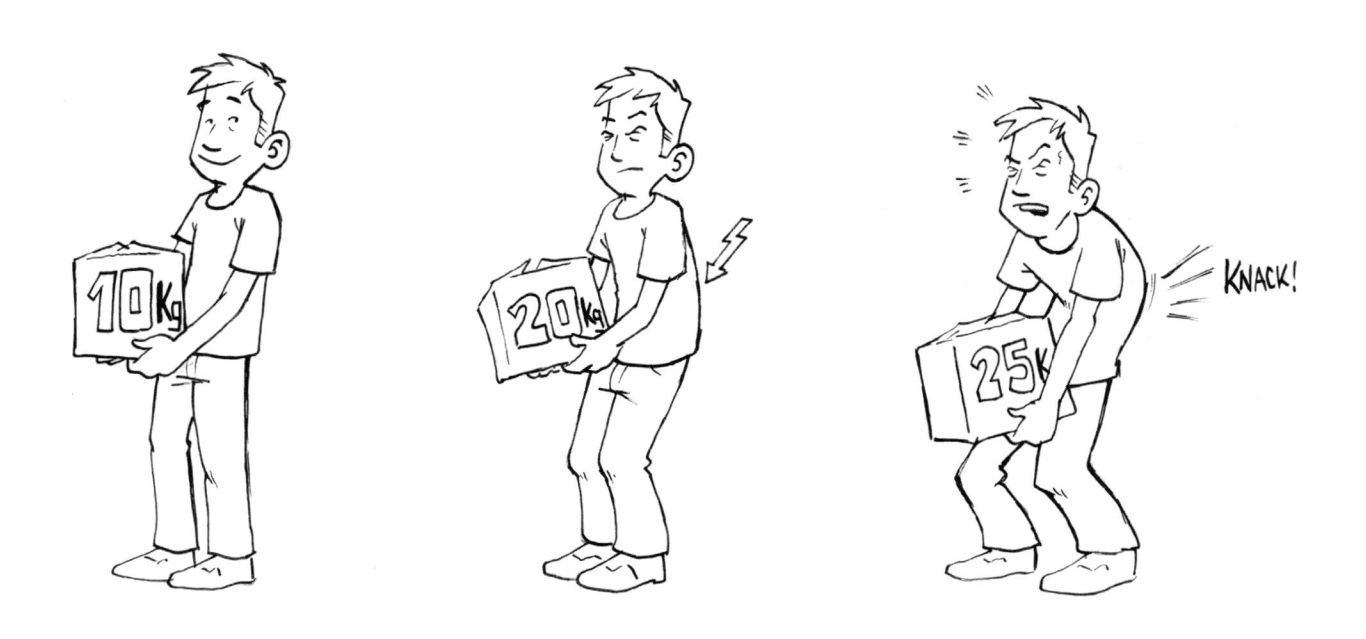

„Das normale Schmerz-Warnsystem"

„Das überempfindliche Schmerz-Warnsystem"

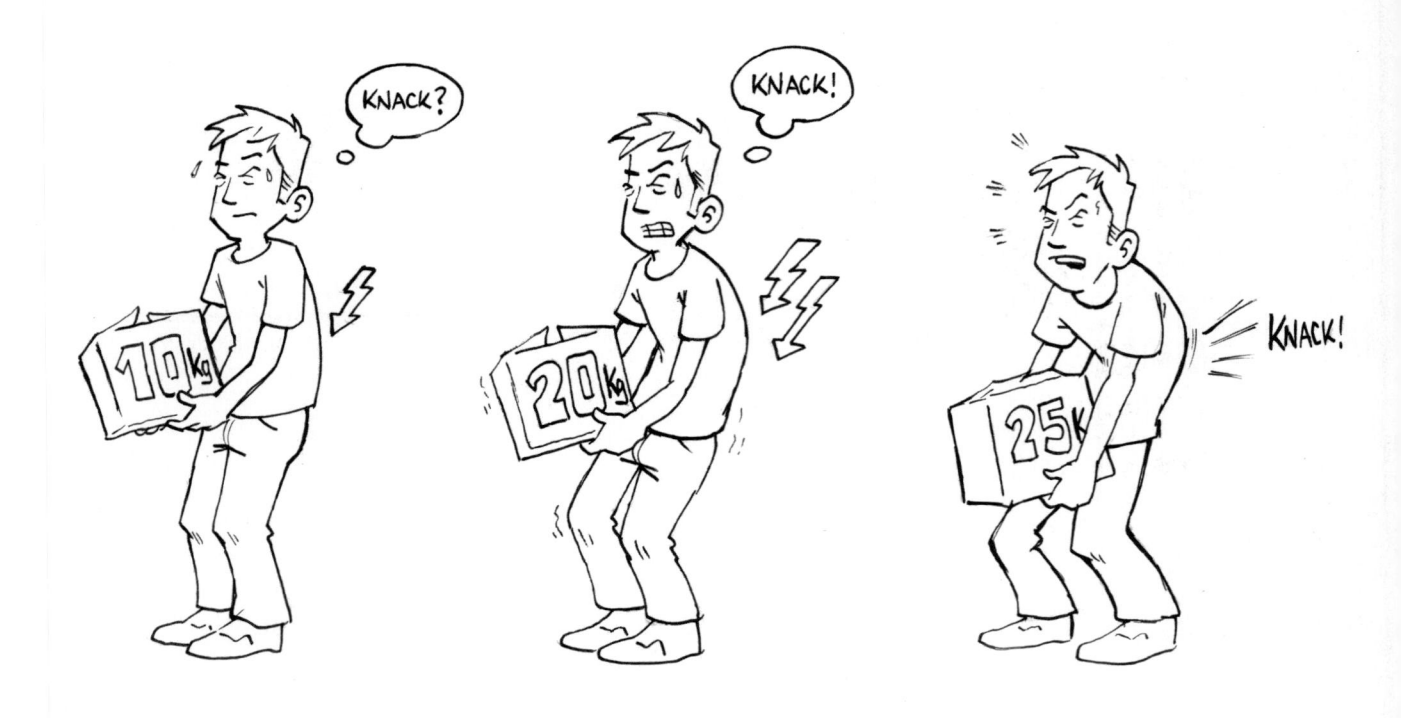

HOBS

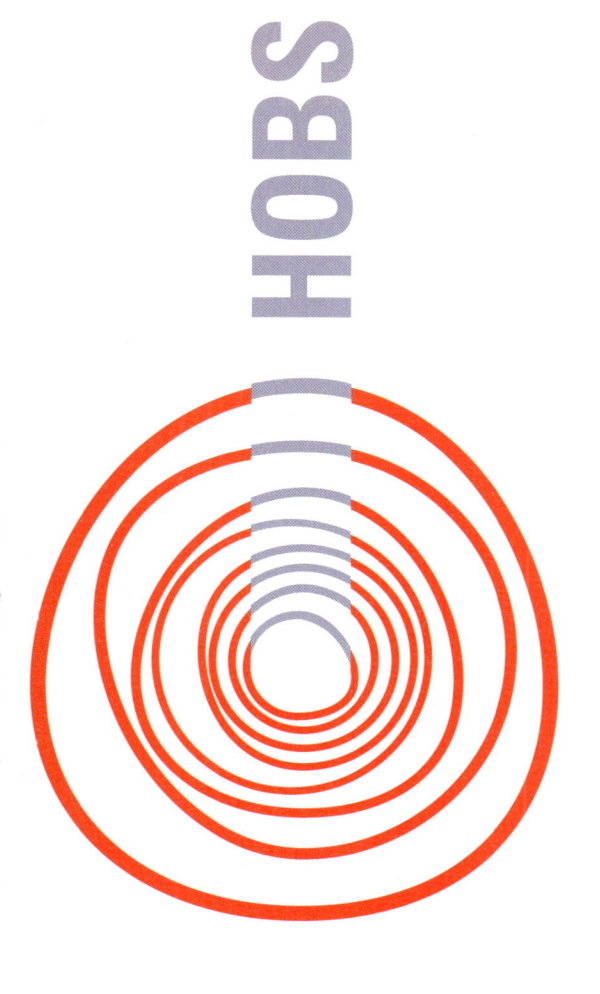

Handlungsorientierte Beratung für Schmerzpatienten

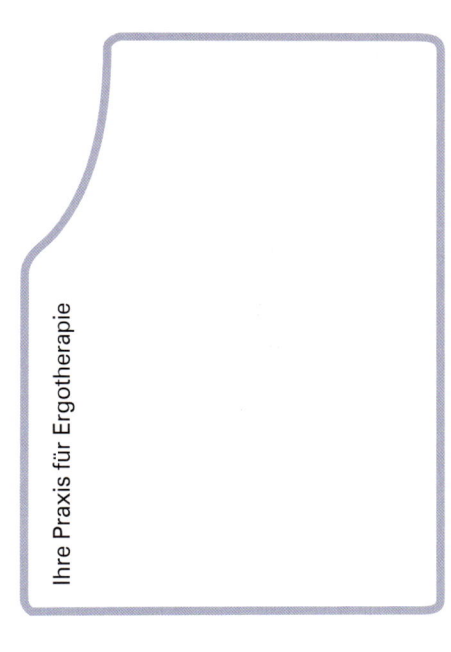

Ihr Lösungsweg gegen dauerhafte Schmerzen

„Großer **Schmerz** setzt sich **selbst** **keine** Grenze"

(Lucius Annaeus Seneca)

Ihre Praxis für Ergotherapie

© 2008 Kristina Krohn & Heike Spiekermann

Inhalte des Beratungsprogramms:

- Schmerzanamnese
- Aufklärung über Schmerzen
- Zielvereinbarung
- Umsetzung im Alltag
- Ergebnisse auswerten
- Perspektivengespräch

Schmerzen sind normal...

Schmerzen: Jeder kennt sie, keiner will sie! Dabei sind sie überlebenswichtig und schützen uns vor Gefahren. Sie alarmieren uns mit Hilfe dieses unangenehmen Gefühls etwas zu tun – z. B. dass wir die Hand von der heißen Herdplatte nehmen oder bei Krankheiten für unsere Heilung sorgen.

...oder doch nicht?

Es kann jedoch sein, dass Sie Schmerzen haben ohne dass in ihren Organen oder Gelenken eine Gewebsschädigung droht oder schon stattgefunden hat. Es reicht schon, dass ihr Gehirn glaubt, dass Sie in Gefahr sind, um ihnen dieses unangenehme Gefühl zu vermitteln.

So ist es möglich, dass Sie nach einer Operation oder Entzündung noch viel länger Schmerzen haben, als ihr Körper tatsächlich verletzt ist und geschont werden müsste. Häufig bleiben die Schmerzen sogar dauerhaft bestehen, da sich eine Art „Schmerzgedächtnis" gebildet hat. In Deutschland haben etwa 10% der Bevölkerung chronische Schmerzen und viele erleben erhebliche Einschränkungen im Alltag.

Warum Schmerzberatung?

Da man heutzutage weiß, warum und wie Schmerzen entstehen, kann man die Sorte Schmerz, die keine Schutzfunktion für den Körper hat vermeiden und so auch Patienten helfen, die bereits länger unter chronischen Schmerzen leiden.

Inhalte der Beratung

Im Rahmen der ergotherapeutischen Beratung wird zunächst nach der Schmerzursache gesucht. Mit Hilfe eines Fragebogens beschreiben Sie ihre Schmerzen und deren Auswirkungen im Alltag. Auf die Befragung folgt zunächst ein Gespräch, in dem Sie erfahren, wie ihre Schmerzen entstehen und welche Faktoren dazu beitragen können, dass sie nicht weggehen. Hier können auch Fragen rund um ihre Erkrankung geklärt werden.

Mit Hilfe von unterschiedlichen Beratungsthemen bespricht die Ergotherapeutin mit Ihnen gemeinsam, welche Ziele Sie nach der Schmerzberatung bzw. ergotherapeutischen Behandlung erreichen möchten. Gleichzeitig wird überlegt, wie diese Ziele erreicht werden können. Dabei orientieren Sie sich ganz praktisch an Handlungen in ihrem alltäglichen Leben.

In den nachfolgenden Gesprächen wird überprüft, wie Sie die Veränderungen umsetzen konnten und ob dies den gewünschten Einfluss auf ihre Schmerzen hatte.

Beratungszeitraum

Eine Beratung nach HOBS dauert je nach Problematik 3-10 Behandlungseinheiten à 60 Minuten. Eine kürzere Nachsorgeberatung kann zu einem späteren Zeitpunkt sinnvoll sein.

Ziel der Beratung

Ziel der Beratung ist es, dass Sie dauerhaft den richtigen Umgang mit Ihren Schmerzen finden, um unabhängig von ihnen leben zu können. Präventiv kann die Beratung sinnvoll sein, wenn Sie momentan unter starken akuten Schmerzen leiden. Denn durch richtiges Verhalten können Sie schneller beschwerdefrei und gesund werden und das Risiko einer Chronifizierung mindern.

Für wen ist die Beratung sinnvoll?

Die Schmerzberatung nach HOBS ist grundsätzlich für alle Patienten, die unter akuten oder chronischen Schmerzen leiden, geeignet. Sprechen Sie mit Ihrem behandelnden Arzt. Bei Vorliegen einer medizinischen Indikaton wird Ihnen eine Verordnung zur Ergotherapie ausgestellt. Die Schmerzberatung findet im Rahmen einer ergotherapeutischen Behandlung statt und wird als Heilmittel von ihrer Krankenkasse übernommen.

Wenn Sie oder Ihr Arzt Fragen haben, sprechen Sie uns gerne an!